Medizinische Informatik und Statistik

Herausgeber: S. Koller, P. L. Reichertz und K. Überla

34

Clemens E. M. Dietrich
Peter Walleitner

Warteschlangen-Theorie und Gesundheitswesen

Einführende Betrachtungen für den Praktiker

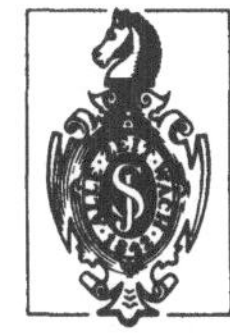

Springer-Verlag
Berlin Heidelberg New York 1982

Reihenherausgeber

S. Koller P. L. Reichertz K. Überla

Mitherausgeber

J. Anderson G. Goos F. Gremy H.-J. Jesdinsky H.-J. Lange
B. Schneider G. Segmüller G. Wagner

Autoren

Clemens E. M. Dietrich
Industrieanlagen-Betriebsgesellschaft mbH
Einsteinstraße 20, 8012 Ottobrunn

Peter Walleitner
Universidad del Valle
Departamento de Información y Sistemas
Cali – Kolumbien

ISBN-13:978-3-540-11207-5   e-ISBN-13:978-3-642-81754-0
DOI: 10.1007/978-3-642-81754-0

2145/3140 – 5 4 3 2 1 0

0. <u>VORWORT</u>

Dieses Buch entstand in der Absicht, Gefallen am Planen und Entscheiden mit Hilfe von Warteschlangenmodellen zu wecken. Anschaulichkeit und Anwendungsnähe des dargebotenen Stoffes sollen diese
Absicht unterstützen. Die ausgewählten Beispiele sind vorwiegend
dem Bereich "Krankenhaus- und Gesundheitswesen" entnommen, da sich
das Buch vor allem an Personen wenden will, die betraut sind mit
der Planung, Erstellung, Leitung und Verwaltung von Einrichtungen
des Gesundheitswesens oder sich auf derartige Aufgaben vorbereiten.

Der Inhalt des Buches ist in sieben Kapitel unterteilt. Nach einer
Darstellung des alltäglichen Charakters der Warteschlangenprobleme
und deren unterschiedlichen Wertung in Kapitel 1, werden in Kapitel 2
Beispiele aus dem Krankenhaus- und dem Gesundheitswesen vorgestellt.
Kapitel 3 nimmt diese Beispiele wieder auf und entwickelt an ihnen
durch schrittweises Abstrahieren das Warteschlangenmodell; das Kapitel schließt mit einer Typisierung von Wartesystemen. Der in der
Praxis wichtigen Frage nach den Grenzen der einfachen Anwendbarkeit
des Modellansatzes widmet sich Kapitel 4. Damit ist der hinführende
Teil des Buches abgeschlossen. In Kapitel 5 werden Beispiele für
häufig vorkommende Wartesituationen mit realistischen Zahlen behandelt. Auf das Wiedererkennen der modellhaften Zusammenhänge in
den realen Betriebsabläufen wird dabei besonderer Wert gelegt. Ein
eigenes Kapitel 6 ist den Simulationsmethoden bei der Lösung von
Wartesystemproblemen gewidmet. Interessierte finden hier einige
Erläuterungen über das Vorgehen bei nicht geschlossen lösbaren
Fragestellungen. Das letzte Kapitel zieht aus den vorausgehenden
Kapiteln die Schlußfolgerungen für das praktische Vorgehen. Es wird
ein systematisches Vorgehen für die Lösung von Warteschlangenpro-
blemen angeboten, welches sich auf die vorausgehenden Kapitel ab-
stützt, ohne aber auf theoretische Formeln zurückzugreifen. Dieser
systematische Weg soll gleichzeitig das Zutrauen für das Anpacken
von Problemen im eigenen Arbeitsfeld des Lesers stärken.

Dem Charakter dieses einführenden Buches entsprechend haben wir
auf Literaturverweise gänzlich verzichtet. Statt dessen sind am
Ende drei weiterführende Literaturstellen angegeben, die dem
interessierten Leser die spezielle Warteschlangentheorie und
die aktuelle Anwendungsvielfalt dieser Theorie auf die Praxis
im Gesundheitswesen erschließen helfen.

Dieses Buch mußte nicht nur ausgedacht, sondern auch geschrieben
werden. Meinen herzlichen Dank hierfür möchte ich gerne an dieser
Stelle Frau W. Schenk aussprechen, die auch alle nachträglichen
Veränderungen geduldig in das Buch einarbeitete.

Dezember 1981

C.E.M. DIETRICH   P. WALLEITNER
IABG   Universidad del Valle
Ottobrunn   Cali - Kolumbien

Inhaltsverzeichnis

Seite

Abkürzungsverzeichnis

λ	Ankunftrate
μ	Bedienrate
σ	Standardabweichung
ρ	Verkehrsdichte
a, b	Hilfsparameter
$D^2(X)$	Streuung der Variablen X
$E(AS)$	mittlere Anzahl der Kunden im Wartesystem
$E(BS)$	mittlere Bedienzeit
$E_n(AS)$	mittlere Anzahl der Kunden im System, das n parallele Bedienstellen hat
$E_n(WS)$	mittlere Länge der Warteschlange im System, das n parallele Bedienstellen hat
$E(VZ)$	mittlere Verweilzeit
$E(WS)$	mittlere Länge der Warteschlange
$E(WZ)$	mittlere Wartezeit
$E(X)$	Erwartungswert
$H(X)$	Häufigkeitsverteilung
i, j	Laufvariable
$i!$	Fakultät
$\textcircled{j}$	Wartesystem befindet sich im Zustand j
k	Phasenzahl bei der Erlang-Verteilung
M, D, G, E_k	Typen von Zwischenankunftszeiten
N	Anzahl der Kunden
n	Anzahl der Bedienstellen
n_p	n parallele Bedienstellen
n_s	n serielle Bedienstellen

RS	relative Streuung der Variablen X
t	Zeit
$\triangle t$	Zeitintervall
WfW	Wahrscheinlichkeit für Wartenmüssen
W_j	Wahrscheinlichkeit, daß das System sich im Zustand j befindet
$W(t)$	Wahrscheinlichkeit von Zeit abhängig
$\bar{x}$	Schätzwert der Variablen X
X, Y	Statistische Variablen

1. <u>EINLEITUNG</u>

Zu jeder Zeit warten Menschen.
Das Kind wartet auf Weihnachten.
Der Bauer wartet auf den Regen.
Der Patient wartet auf das Nachlassen der Schmerzen.
Der Doktor wartet auf den Patienten.
Die Hausfrau wartet mit dem Essen.
Der Bus wartet nicht. Er fährt weg.

Das Warten führt Menschen zusammen und entzweit Familien. Warten
verursacht Ärger und sorgt für Entspannung. Warten kostet Zeit und
gibt Gelegenheit zum Nachdenken. Es warten nicht nur Menschen, es
warten auch Tiere und leblose Waren, beliebige Dinge und bloße Ge-
danken. Warten erfolgt in zahlreichen Formen und unter vielerlei
Gestalt und ist doch immer wieder dasselbe.

Was ist also das typische am Warten? Wenn wir diese Frage beantworten wollen, tun wir uns leichter, wenn wir vorher die Sprach-
ebene wechseln. Die abwechslungsreiche, konkrete Sprache, die der
Vielfalt der Erscheinungsformen entspricht, tauschen wir ein gegen
eine mehr eintönige, abstrakte Sprache, die besser geeignet ist,
die gleichbleibende, aber verborgene Struktur hinter den Erschei-
nungen zu erfassen. Die uns im Zusammenhang mit Wartevorgängen
interessierenden Fragen und Antworten sind im Modell und Sprach-
schatz der Warteschlangentheorie eingefangen. Das Modell der Warteschlangentheorie bedient sich hierbei des Systemgedankens. Dieser
stellt den Wartenden in Beziehung zu seiner räumlichen und zeitlichen Umwelt. Der Wartevorgang wird als ein ablaufender Prozeß
begriffen. Betriebsabläufe im kleinen wie im großen werden als ein
vielfaches Hintereinander und Nebeneinander von Warteschlangen und
Bedienstellen, von Ankünften und Abfertigungen gesehen.

Beginnen wollen wir mit dem phänomenologischen Aufbau einer allgemeinen Warteraumsituation anhand einfacher Beispiele aus dem
Gesundheitswesen.

2. <u>PHÄNOMENOLOGISCHE BESCHREIBUNG VON WARTESYSTEMEN ANHAND EINFACHER BEISPIELE AUS DEM GESUNDHEITSWESEN</u>

Die Grundstruktur eines allgemeinen Wartesystems soll im folgenden aus einer Reihe von Beispielen aus dem Gesundheitswesen abgeleitet werden. Betrachten wir zunächst das "einfache" Wartesystem.

2.1 <u>DAS EINFACHE WARTESYSTEM</u>

Es besteht, wie das nachfolgende Schema zeigt, aus e i n e r Warteschlange und e i n e r Bedienstelle.

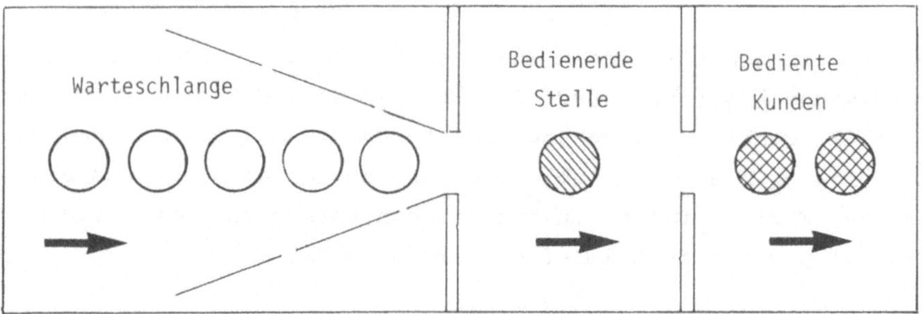

<u>Bild 2.1:</u>   Schema eines einfachen Warte-Systems

Die nachfolgenden Beispiele 1 bis 4 stellen Realisierungen von "einfachen" Wartesystemen dar.

<u>Beispiel 1:</u> Ärztliche Sprechstunde

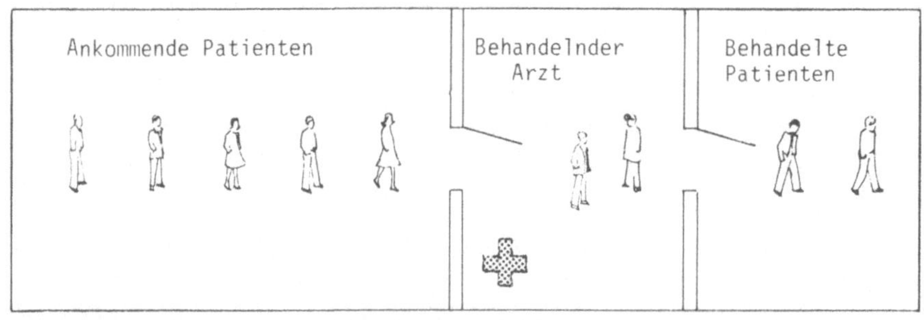

<u>Bild 2.2:</u>   Ärztliche Sprechstunde

Patienten kommen unangemeldet zur Arztpraxis und gelangen nach
Registrierung durch die Arzthelferin in den Warteraum. Der Arzt
behandelt die Patienten in der Reihenfolge ihres Eintreffens in
das Wartezimmer. Nach der Behandlung verlassen die Patienten die
Praxis.

Beispiel 2: Laboruntersuchungen

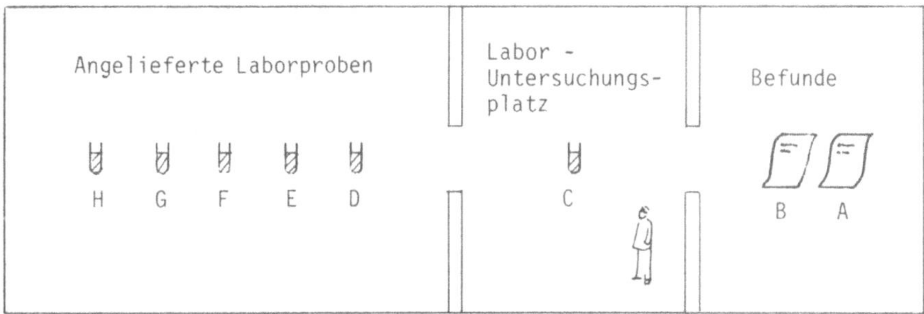

Bild 2.3: Laboruntersuchungen

Die angelieferten Laborproben gelangen zu einem Laboruntersuchungs
platz und werden dort in der Reihenfolge der Ankunft untersucht.
Die Proben werden anschließend weggeschüttet. Die Ergebnisse der
Untersuchungen werden auf Befundbögen vermerkt. Die Befundbögen
verlassen das Labor.

Beispiel 3: Medikamentenausgabe im Krankenhaus

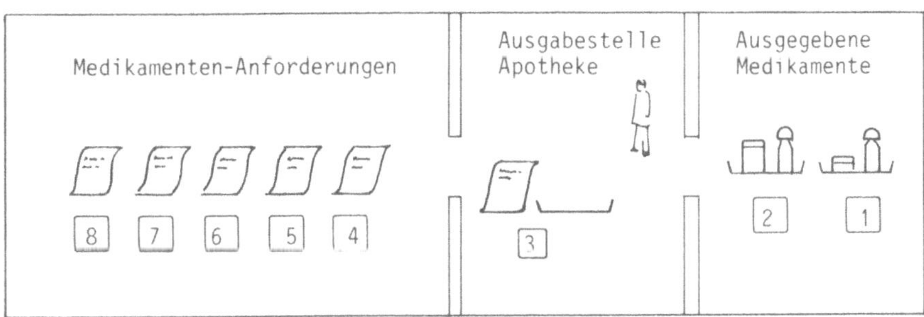

Bild 2.4: Medikamentenausgabe

Medikamentenanforderungen gelangen mit der Hauspost zur Apotheken-
ausgabestelle. Medikamente werden entsprechend den Anforderungszetteln zusammengestellt und verlassen in Körben die Apotheke.

Beispiel 4: Bettenbelegung

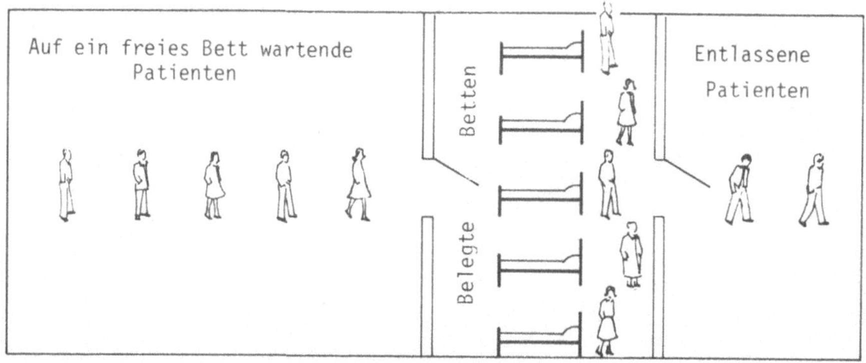

Bild 2.5: Bettenbelegung

Patienten (keine Notfälle) sind beim Krankenhaus zur Aufnahme vor-
gemerkt und warten zu Hause, bis ein Bett im Krankenhaus für sie
frei wird. Die Patienten bilden im Notizbuch der Krankenhausauf-
nahmestelle eine imaginäre Warteschlange. Die Bettenzahl ist be-
schränkt. Für jeden entlassenen Patienten kann ein wartender Patient
nachrücken.

2.2 DAS ALLGEMEINE WARTESYSTEM

In den folgenden Beispielen wird gezeigt, wie sich allgemeine
Wartesysteme aus einer Anzahl von einfachen Wartesystemen zu-
sammensetzen lassen.

Beispiel 5: Ärztliche Sprechstunde mit Bestellpraxis

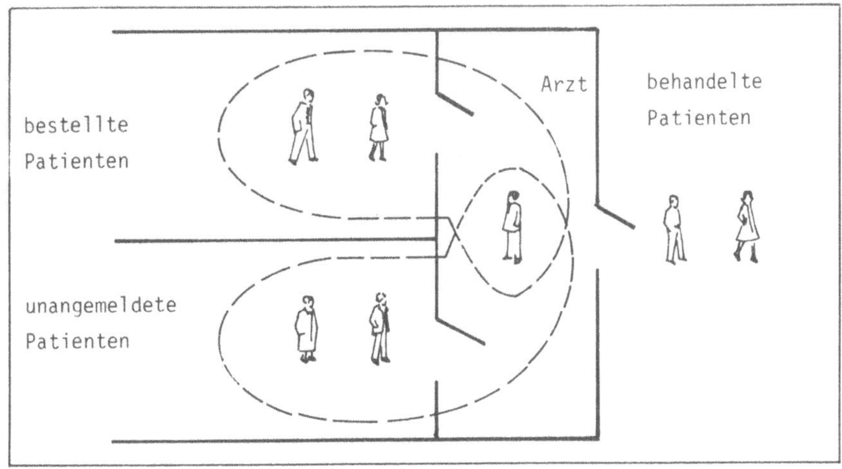

Bild 2.6: Ärztliche Sprechstunde mit Bestellpraxis

Im Lauf der Sprechstunde kommen sowohl einbestellte als auch unangemeldete Patienten an. Unangemeldete Patienten (keine Notfälle)
werden behandelt, wenn kein früher bestellter Patient wartet. Das
Wartesystem besteht aus zwei einfachen Wartesystemen, die über eine
gemeinsame Bedienstelle (Arzt) miteinander verknüpft sind.

Beispiel 6: Arztpraxis

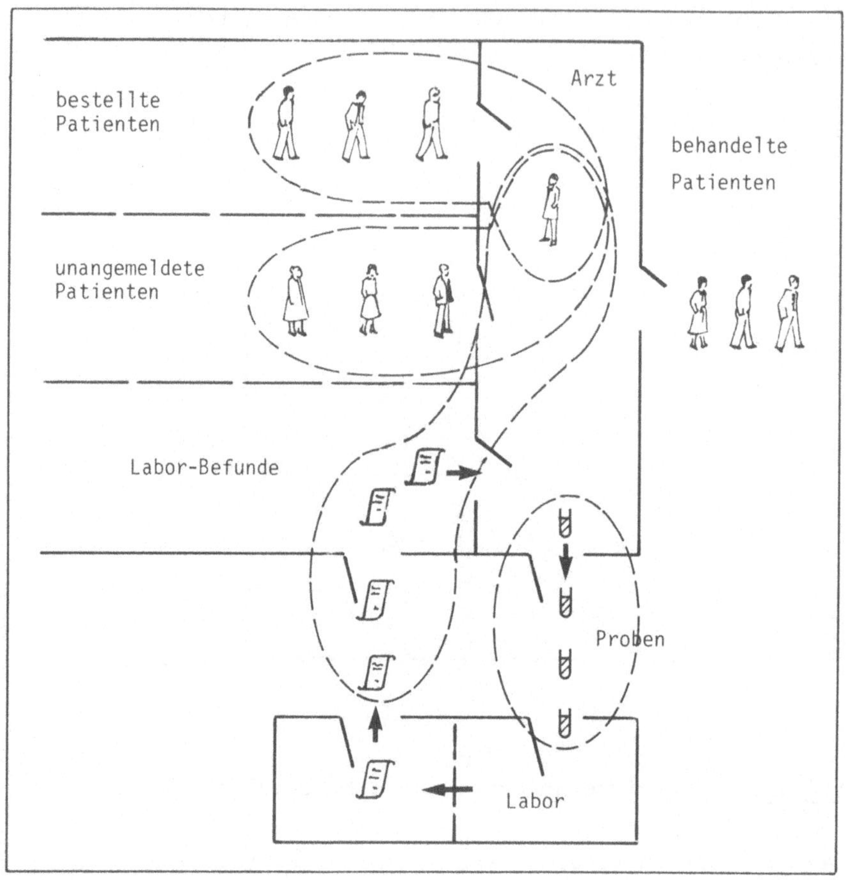

Bild 2.7: Arztpraxis

Bild 2.7 stellt die teilweise Verknüpfung von vier einfachen Wartesystemen dar. Drei Wartesysteme (bestellte Patienten, unangemeldete Patienten und Laborbefunde) sind über den Arzt gekoppelt. Das Wartesystem Laborproben ist vom Arzt aus gesehen ein entkoppeltes System.

Beispiel 7: Überweisungsverhalten von Praxen ohne Bestellsystem

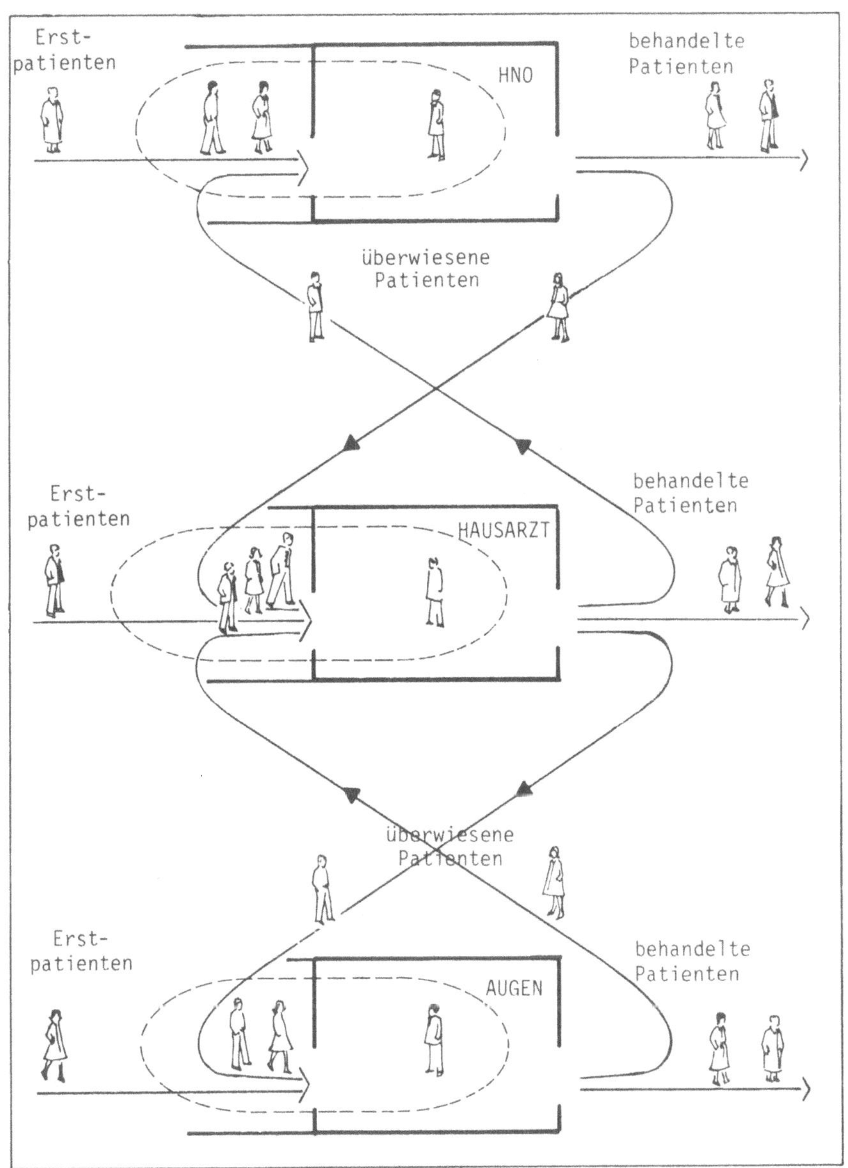

Bild 2.8: Überweisung von Patienten

In stark vereinfachter Form sind in Bild 2.8 drei Arztpraxen in ihrem gegenseitigen Überweisungsverhalten dargestellt. Der HNO-Arzt und der Augenarzt behandeln Erstpatienten und Patienten, die ihnen vom Hausarzt zugeschickt werden. Ein Teil der Patienten werden an den Hausarzt zurücküberwiesen. Der Hausarzt empfängt also Erstpatienten und überwiesene Patienten vom HNO-Arzt und Augenarzt. Trotz des gegenseitigen Überweisens von Patienten hat dennoch jeder Arzt nur eine Warteschlange abzuarbeiten. Die Wartesysteme der drei Ärzte sind nicht miteinander gekoppelt.

<u>Beispiel 8:</u> Gruppenpraxis mit Bestellsystem

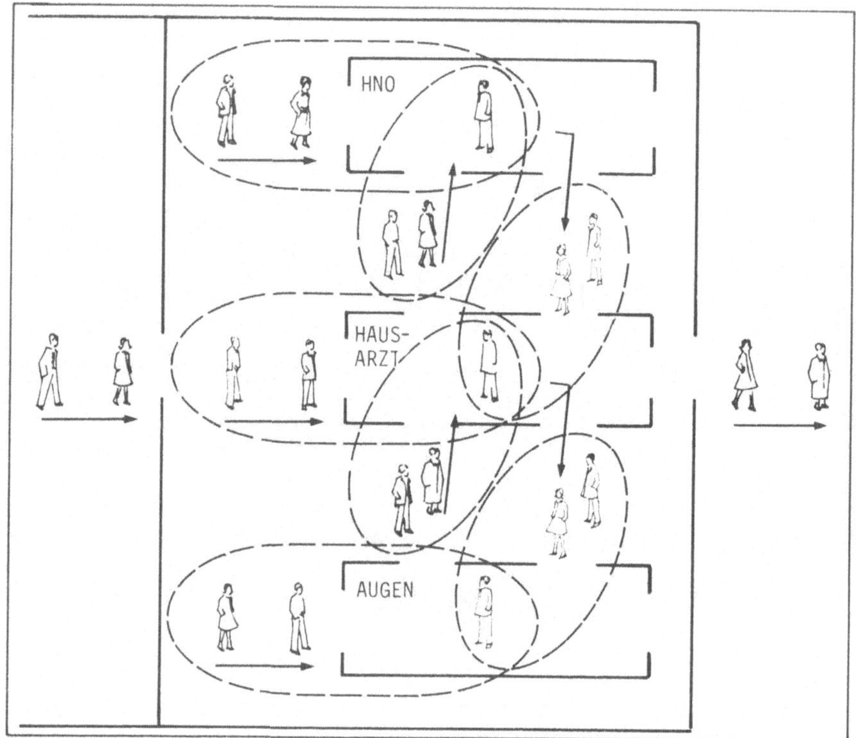

<u>Bild 2.9:</u> Gruppenpraxis

Dieses Beispiel unterscheidet sich vom vorausgehenden Beispiel u.a. darin, daß die Rate der bestellten Patienten auf die Überweisungsrate der jeweils anderen Ärzte abgestimmt ist. Die Abarbeitung der einzelnen Warteschlangen bei einem Arzt erfolgt mit unterschiedlicher Priorität. Die Wartesysteme der drei Praxen sind mehrfach miteinander gekoppelt. Mit Hilfe der Warteschlangentheorie wird es uns möglich sein, unter gewissen Voraussetzungen das innere Zusammenspiel eines komplizierten Wartesystems, wie hier am Beispiel

der Gruppenpraxis gezeigt, durch das Verhalten einer Bedienstelle
zu beschreiben (siehe Ersatzschema).

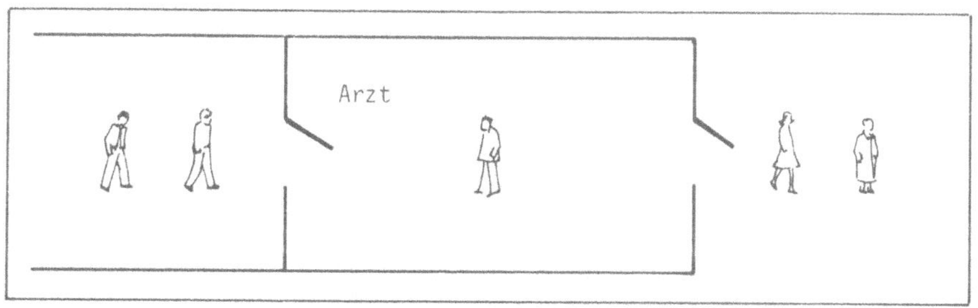

<u>Bild 2.10:</u>   Ersatz-Schema zu Bild 2.9: Gruppenpraxis

<u>ZUSAMMENFASSUNG</u>

Mit Hilfe des Systemdenkens kamen wir zum Begriff des Wartesystems.
Allgemeine Wartesysteme lassen sich einerseits aus "einfachen"
Wartesystemen zusammengesetzt denken. Andererseits lassen sich
allgemeine Wartesysteme unter Umständen durch Einführen von Warteschlangenmodellen vereinfachen.

3. <u>DAS WARTESCHLANGEN-MODELL</u>

Der Übergang von der phänomenologischen Beschreibung zur quantitativen Erfassung des Warteschlangenprozesses stellt - wie bei allen
mathematischen Modellen - eine Abstraktion dar. Dieser Abstrak-
tionsvorgang ist leider stets mit einem Verlust an Anschaulichkeit
verbunden. Dieser Verlust an Anschaulichkeit wird etwas gemildert
durch die gleichzeitige Vereinfachung der Wirklichkeit, die beim
Modellbau vorgenommen wird.

In Abschnitt 3.1 wollen wir miteinander in einzelnen aufeinanderfolgenden Abstraktionsschritten zu einem ersten (einfachen) quantitativen Warteschlangenmodell gelangen.

3.1 <u>ABSTRAKTIONSSCHRITTE</u>

<u>Schritt 1:</u> Betrachtet werden alle gedachten und existierenden
Dinge, die in Reihen auftreten können. Das können u.a. sein:
Personen, Waren, Informationen. Wir wollen im weiteren diese
ganz verschiedenen Dinge mit dem Namen "Kunden" belegen.

<u>Schritt 2:</u> Wir betrachten Kunden, die auf Bedienung warten oder
bedient werden oder bereits bedient sind.

Wenn Patienten in einem Wartezimmer auf ihre Behandlung warten,
so unterscheiden sie sich bei dieser Betrachtungsweise im Prinzip
nicht von Laborproben, die in einem Probenschrank auf ihre Untersuchung warten, oder von Rezepten, die auf ihre Einlösung warten.
Allen diesen Kunden ist gemeinsam, daß sie der Reihe nach auf Bedienung, d.h. auf Behandlung bzw. Untersuchung bzw. Einlösung
warten.

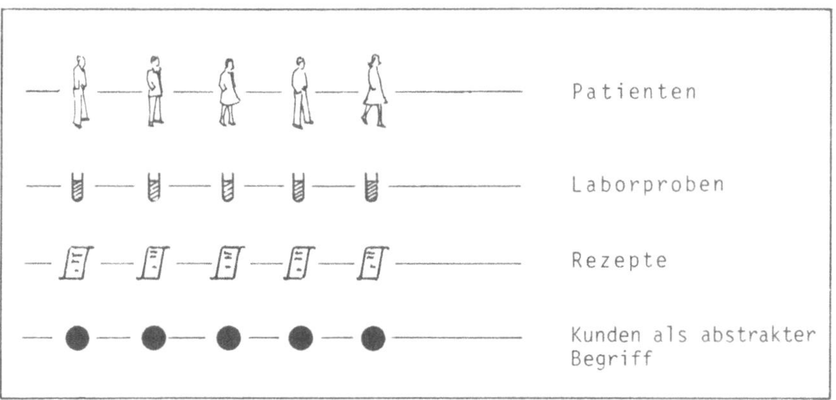

<u>Bild 3.1:</u> Beispiele von Warteschlangen

<u>Schritt 3:</u> Ein Kunde durchläuft in seinem Bedienungsprozeß der
Reihe nach verschiedene Stadien. Idealisierend sagen wir, daß der
Übergang von einem Stadium zum nächsten ohne Zeitverzug geschieht.

Ein Patient, der den Arzt aufsucht, befindet sich demnach entweder
im Stadium

- "auf dem Weg zum Arzt" oder
- "ist bereits angekommen und wartet auf den Beginn seiner
  Behandlung" oder
- "ist gerade in Behandlung" oder
- "ist bereits behandelt".

Wir berücksichtigen keine Übergangszustände. Betritt z.B. der
Patient soeben den Behandlungsraum, so wollen wir diesen Vorgang
bereits zum Stadium "ist gerade in Behandlung" zählen.

Diese Betrachtungsweise läßt sich, wenn wir zum abstrakten Begriff "Bedienung eines Kunden" zurückkehren, durch das nachfolgende Schema einfangen.

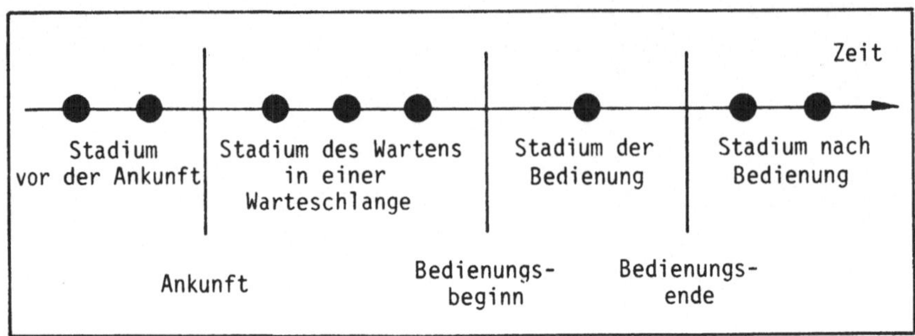

<u>Bild 3.2:</u> Schema eines Bedienprozesses

<u>Schritt 4:</u> Wir legen die Zeitpunkte fest, zwischen denen sich das Warteschlangen-Modell mit dem Bedienungsprozeß befaßt.

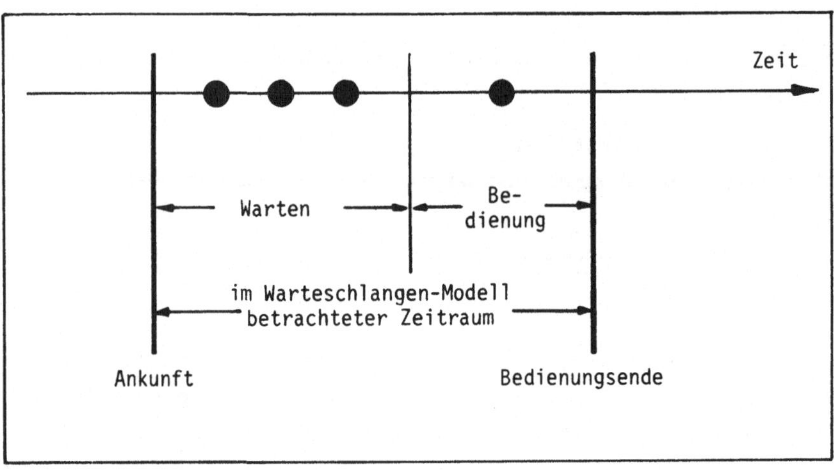

<u>Bild 3.3:</u> Das Wartesystem

Schritt 5: Wir können die in einem System ablaufende Zeit auf
zweierlei Art beschreiben. Zum einen erfassen wir die Zeiträume
zwischen zwei Ankünften von Kunden. Diese Zeiträume nennen wir
"Zwischenankunftszeiten". Zwei oder mehr Kunden sollen niemals
exakt gleichzeitig ankommen; es soll immer ein wenn auch noch so
kleiner Zeitraum zwischen zwei Ankünften liegen, Fall (a). Zum
andern erfassen wir die Anzahl von Ankünften, die sich innerhalb
eines Zeitraumes fester Länge, der nicht immer gleich lang zu
sein braucht, ereignen, Fall (b).

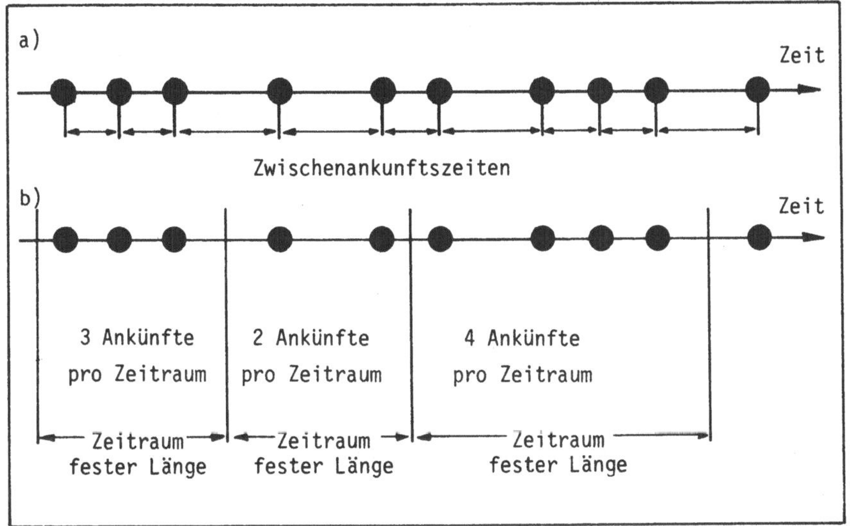

Bild 3.4: Erfassungsmöglichkeiten des Ankunftsprozesses

Was für den Ankunftsprozeß gilt, kann bildgetreu auf den Bedienungs-
vorgang übertragen werden. Wir sprechen dann von den Zeiträumen
zwischen dem Beginn zweier Bedienungen und der Anzahl von Bedienungen pro Zeiteinheit.

Schritt 6: Wann ein Kunde ankommt, ist nicht vorhersehbar. Der Zeitpunkt, zu dem er kommt, ist zufällig.

Schritt 7: Das Ende eines Bedienungsvorganges ist nicht vorhersag-
bar. Sein Zeitpunkt ist zufällig.

<u>Schritt 8:</u> Zufällige Ereignisse wie Ankunft eines Kunden oder Ende einer Bedienung bilden eine Häufigkeitsverteilung. Beispiel: Häufigkeitsverteilung der Ankunft von Patienten im Wartezimmer. Sie sagt aus, wie häufig eine bestimmte Anzahl von Patienten pro Zeiteinheit in das Wartezimmer kommen.

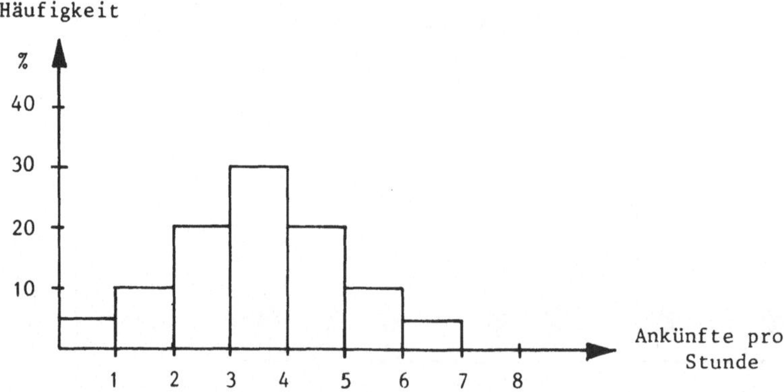

<u>Bild 3.5:</u> Häufigkeitsverteilung der Ankunft von Patienten
im Wartezimmer

In Bild 3.5 kommen demnach in 5 % aller Fälle ein Patient pro Stunde, in 10 % aller Fälle zwei Patienten pro Stunde an, usw. Die Summe aller Häufigkeiten ergibt 100 %.

<u>Schritt 9:</u> Wir betrachten nur das Verhalten einer sehr großen Anzahl von einzelnen Bedienungsprozessen. Uns interessiert nicht, wie lange ein einzelner Kunde auf seine Bedienung warten muß, oder wie lange die Bedienung eines einzelnen Kunden dauert. Wir wollen dagegen Fragen untersuchen der Art:
Wie lange muß irgendein Kunde im Durchschnitt auf seine Bedienung warten?
Wie lange dauert die Bedienung eines Kunden im Durchschnitt?
Wie wahrscheinlich ist es, daß mehrere Kunden gleichzeitig auf Bedienung warten?
Wie wahrscheinlich ist es, daß ein ankommender Kunde sofort bedient werden kann?

Das zur Beantwortung solcher Fragen geeignete Hilfsmittel ist die
Wahrscheinlichkeitsrechnung. Einige Grundbegriffe daraus sind im
Anhang zusammengestellt.

<u>Schritt 10:</u> Wir definieren einige für das Verhalten eines ein-
fachen Wartesystems charakteristische <u>Kenngrößen:</u>

Wenn pro Zeiteinheit im Durchschnitt λ Kunden ankommen, so heißt
die Zahl λ die <u>Ankunftrate.</u> Wenn pro Zeiteinheit im Durchschnitt
μ Kunden bedient werden, so heißt die Zahl μ die <u>Bedienrate.</u>
(Die Ankunftrate und die Bedienrate brauchen keine ganzen Zahlen
zu sein!)

Das Verhältnis $\rho = \frac{\lambda}{\mu}$ von Ankunftrate zu Bedienrate heißt <u>Verkehrs-</u>
<u>dichte.</u>

<u>ZUSAMMENFASSUNG</u>

Wir haben rein zufällige Ankünfte und Bedienungsfolgen definiert
und haben nun für sie die einem bestimmten   bzw. μ entsprechenden Verteilungen zu finden. Mit Hilfe dieser Verteilungen lassen
sich Aussagen zu weiteren interessierenden Kenngrößen gewinnen.
Diese Kenngrößen geben Aufschluß darüber, wie gut einzelne Teil-
schritte in einem Handlungsablauf aufeinander abgestimmt sind.
Folgerungen zur Beseitigung möglicher Engpässe, Überlastungen,
Unterbeschäftigungen oder sonstiger Unausgewogenheiten können
daraufhin gezogen werden.

Das nachfolgende Schema verdeutlicht den Zusammenhang zwischen
Problemstellung, Warteschlangenmodell und Lösungsvorschlägen.
Die Fragestellungen richten sich häufig direkt an die Kenngrößen
"Wartezeit" und "Warteschlangenlänge". Die Kenngrößen können nur
in Zusammenhang mit dem dahinterstehenden Warteschlangenmodell
aussagekräftig benutzt werden.

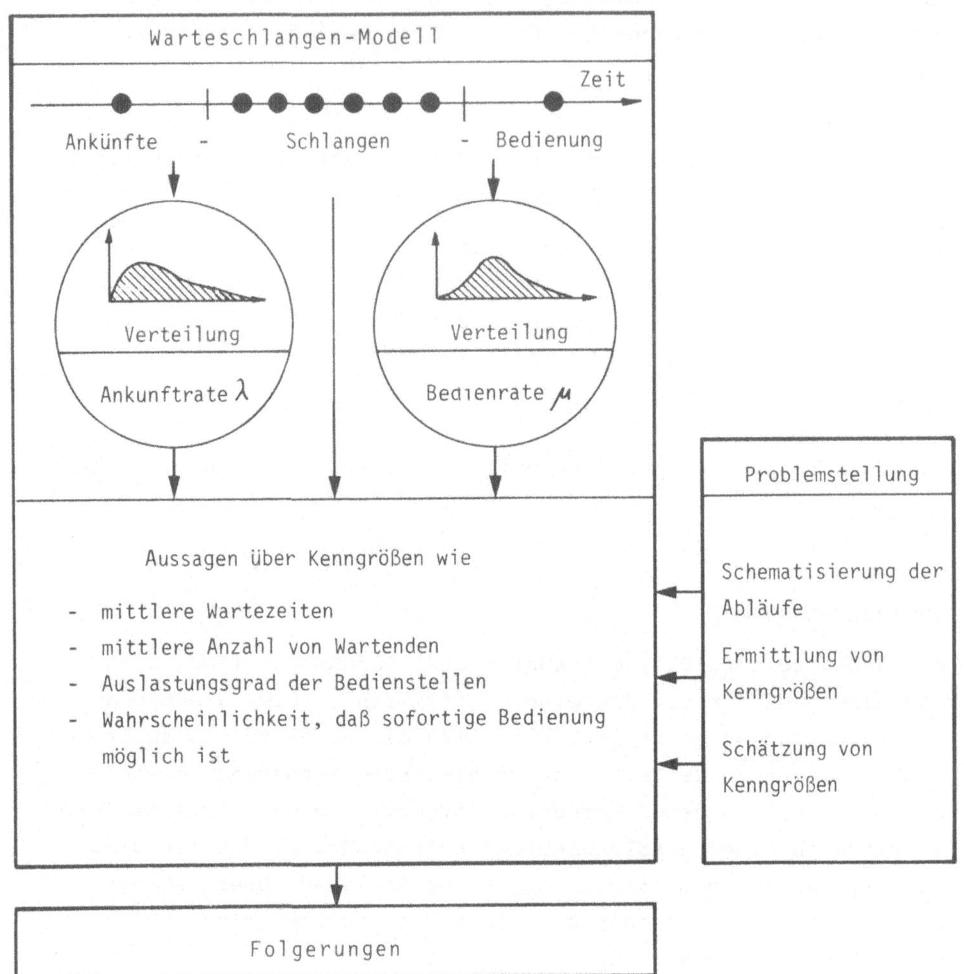

Bild 3.6: **Schema des Warteschlangenmodells**

3.2 <u>VERTEILUNGSFUNKTIONEN FÜR ANKUNFT, BEDIENUNG UND ZWISCHENANKUNFT-</u>
<u>ZEITEN</u>

Für die Verteilungsfunktionen von Ankünften, Bedienzeiten und
Zwischenankunftszeiten lassen sich einfache Ausdrücke finden,
wenn die Ankünfte und Bedienzeiten "rein zufällig" sind.

Daher wollen wir uns zu Beginn mit dem Begriff "rein zufällig"
auseinandersetzen. Zu diesem Zweck betrachten wir einen Kunden
(Patienten), der am Rand einer belebten Straße auf ein "rein zufällig" daherkommendes Taxi wartet, das ihn ins Krankenhaus
bringen soll.

Unser Kunde weiß, daß im Durchschnitt alle 10 Minuten ein freies
Taxi vorbeifährt. Nachdem der Kunde fünf Minuten gewartet hat und
noch kein freies Taxi vorbeigekommen ist, können wir uns die Frage
stellen: Wie groß ist die Wahrscheinlichkeit, daß in den nun folgenden fünf Minuten wenigstens ein freies Taxi vorbeikommen wird?
D i e   W a h r s c h e i n l i c h k e i t   h i e r f ü r   i s t
i m m e r   n o c h   d i e   g l e i c h e ! Denn, kommt zu die-
se- Zeitpunkt eine weitere Person an die Wartestelle, so befindet
sich der Neuangekommene in der gleichen Lage, in der sich unser
Kunde vor fünf Minuten befunden hatte. Die Wahrscheinlichkeit aber,
daß in den nächsten fünf Minuten ein freies Taxi vorbeifährt, ist
für beide gleich.

Die Ankünfte der freien Taxen werden dann "rein zufällig" genannt,
wenn die im Beispiel gemachten Voraussetzungen gelten: Das heißt
mathematisch gesprochen, die Wahrscheinlichkeit für das Ankommen
eines Taxis in einem Zeitraum zwischen t und $t + \Delta t$ ist unabhängig
davon, wieviele Taxen bis zum Zeitpunkt t bereits angekommen sind.
Die Wahrscheinlichkeit hängt nur von der Länge Δt des Zeitraums
ab. Sie ist für sehr kleine Zeiträume proportional zur Länge Δt.

Wir wollen hier einige wenige mathematische Ausdrücke einführen,
die uns die Darstellung der wichtigen Verteilungsfunktion erleichtern.

Auf der Zeitachse sind der Ausgangspunkt t_0 und ein späteres Zeitintervall Δt dargestellt.

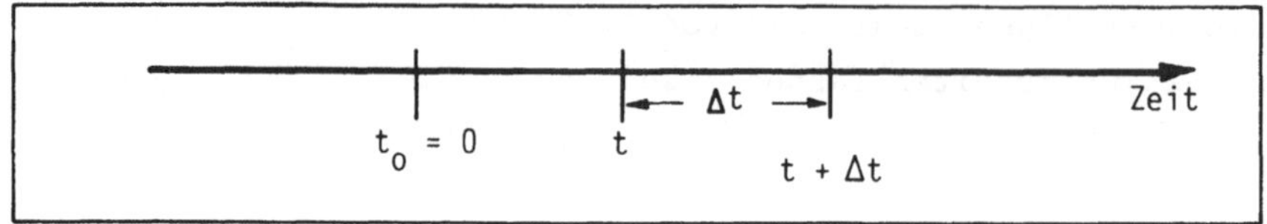

<u>**Bild 3.7:**</u> Zeitachse mit den Zeitintervallen $[t_0, t]$ und Δt

Nehmen wir an, daß gerade ein Taxi zum Zeitpunkt $t_0 = 0$ angekommen
ist. Uns interessiert, wie wahrscheinlich es ist, daß bis zum Zeitpunkt t das n ä c h s t e Taxi ankommt und bezeichnen diese Wahrscheinlichkeit für eine Zwischenankunft im Zeitintervall $[t_0, t]$
mit W(t). Wir setzen $W(t_0) = 0$, da keine zwei Taxen zur genau
gleichen Zeit ankommen sollen. Die Wahrscheinlichkeit, daß innerhalb des weiteren Zeitraums der Länge Δt ein Taxi ankommt, ist
dann:

<table>
<tr><td>

Wahrscheinlichkeit,
daß bis zum Zeitpunkt
$t + \Delta t$ ein Taxi ange-
kommen ist:

W $(t + \Delta t)$

</td><td>minus</td><td>

Wahrscheinlichkeit, daß
bereits bis zum Zeitpunkt t
ein Taxi angekommen ist:

W (t)

</td></tr>
</table>

Die Wahrscheinlichkeit dafür, daß zum Zeitpunkt t noch kein freies
Taxi angekommen ist, ist 1 - W (t). Die Wahrscheinlichkeit für die
Ankunft innerhalb des sehr· klein gewählten Zeitraums der Länge Δt
sei proportional zur Länge des Zeitraums, etwa gleich $\lambda \cdot \Delta t$.
Der Proportionalitätsfaktor λ entspricht der früher eingeführten
Ankunftsrate. Dann ist die Wahrscheinlichkeit dafür, daß vom Zeit-
punkt $t_0 = 0$ aus gesehen gerade in dem betrachteten Zeitinter-
vall Δt ein freies Taxi eintrifft gleich dem Produkt dieser beiden
Wahrscheinlichkeiten, und damit:

$$W(t+\Delta t) - W(t) = (\lambda \cdot \Delta t) \cdot (1 - W(t)) \qquad (3.1)$$

Im Grenzfall $\Delta t \rightarrow 0$, ergibt sich daraus die Differentialgleichung

$$\frac{d\,W\,(t)}{d\,t} = \lambda \cdot (1 - W\,(t)\,) \qquad (3.2)$$

Unter der Voraussetzung, daß $W\,(t_0 = 0) = 0$ ist, lautet die

Verteilungsfunktion
der Zwischenankunftszeit: $\qquad W\,(t) = 1 - e^{-\lambda t} \qquad$ und die

Dichtefunktion
der Zwischenankunftszeit: $\qquad \dfrac{d\,W\,(t)}{d\,t} = e^{-\lambda t} \qquad (3.3)$

Auf die Begriffe Verteilungsfunktion und Dichtefunktion wird im
Anhang näher eingegangen. Die entsprechenden graphischen Darstel-
lungen zeigt Bild 3.8.

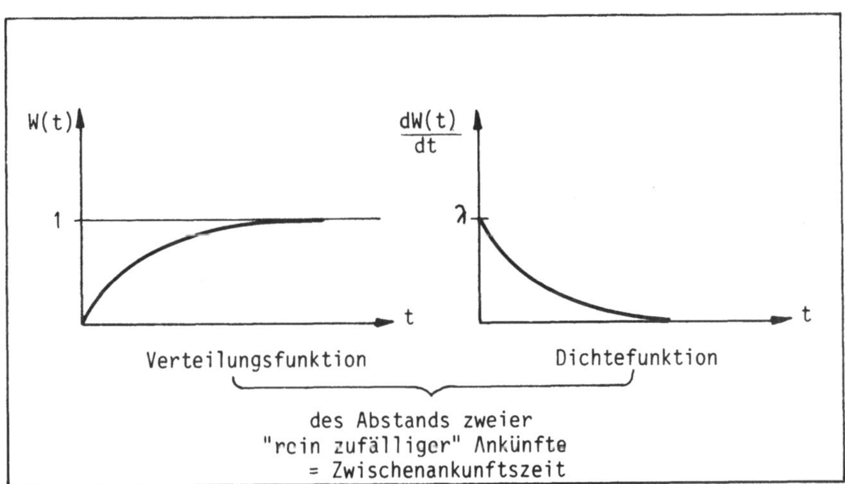

Bild 3.8: Verteilungsfunktion und Dichtefunktion der
Zwischenankunftszeiten

Die Zeitdauer der Bedienung eines einzelnen Kunden ist ebenfalls
"zufällig". Wenn wir dieselben Annahmen treffen wie für die Zeitdauer zwischen zwei Ankünften, ergibt sich für die Bedienzeit eine
Verteilung des gleichen Typs.

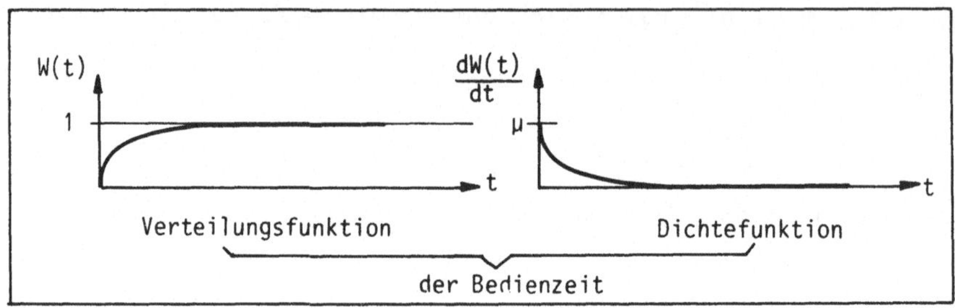

<u>Bild 3.9:</u> Verteilungsfunktion und Dichtefunktion der
Bedienzeiten

Neben der Verteilung der Zwischenankunftszeiten interessiert oft
die Verteilung der Ankünfte selbst. Die Verteilung der Ankünfte
steht mit der Dichtefunktion der Zwischenankunftszeiten, $\lambda \cdot e^{-\lambda t}$
und der gemessenen Ankunftrate λ in folgendem Zusammenhang (für
die exakte Herleitung sei hier auf einschlägige Lehrbücher verwiesen):

$$W_i = \frac{\lambda^i}{i!} \cdot e^{-\lambda} \quad \text{(wobei } i! = i \cdot (i-1) \cdot (i-2) \ldots \cdot 2 \cdot 1) \qquad (3.4)$$

i! wird gelesen i Fakultät

Diese, die Poisson-Verteilung genannte Verteilung, findet man für
verschiedene λ -Werte in Tabellen der Art:

0	1	2	3	..	Anzahl der Ankünfte pro Zeiteinheit
W_0	W_1	W_2	W_3	..	zugehörige Wahrscheinlichkeit (W_i)

Wir gehen also mit unserem gemessenen λ in die Formel 3.4 oder in
eine Tabelle hinein und errechnen uns bzw. lesen ab die Wahrscheinlichkeit, daß in einem herausgegriffenen Zeitabschnitt Δt zufällig
genau 1, 2, 3 oder allgemein i Ankünfte erfolgen.

Wenn wir andererseits wissen wollen, wie wahrscheinlich es ist,
daß sich höchstens z.B. zwei Ankünfte pro Zeiteinheit ereignen,
so errechnen wir uns zuerst W_0, W_1 und W_2 für die Wahrscheinlich-

keiten, daß kein, ein oder gerade zwei Ankünfte in der betrachteten Zeiteinheit erfolgen. Die Summe $(W_0 + W_1 + W_2)$ ist die gesuchte Wahrscheinlichkeit.

ZUSAMMENFASSUNG

Wenn die Voraussetzungen über "rein zufällig" erfüllt sind, können der Ankunftprozeß und Bedienungsprozeß in ähnlich einfacher Weise beschrieben werden.

Ankunftprozeß	Bedienprozeß
Ankunftrate λ	Bedienrate μ
Verteilung der Zeiten zwischen zwei Ankünften: Verteilungsfunktion $1-e^{-\lambda t}$, für $0 \leq t < \infty$	Verteilung der Bedienzeiten: Verteilungsfunktion $1-e^{-\mu t}$. für $0 \leq t \leq \infty$
Dichtefunktion $\lambda \cdot e^{-\lambda t}$, $0 \leq t \leq \infty$	Dichtefunktion $\mu \cdot e^{-\mu t}$, $0 \leq t <$
Durchschnittliche Zeit zwischen zwei Ankünften: $\frac{1}{\lambda}$	Durchschnittliche Zeit für die Bedienung: $\frac{1}{\mu}$
Wahrscheinlichkeit, daß pro Zeiteinheit sich i $(i=0,1,2,..)$ Ankünfte ereignen: $\frac{\lambda^i}{i!} e^{-\lambda}$	Wahrscheinlichkeit, daß pro Zeiteinheit genau i $(i=0,1,2,..)$ Kunden bedient werden können: $\frac{\mu^i}{i!} e^{-\mu}$
Verkehrsdichte $\rho = \frac{\lambda}{\mu}$	

3.3 <u>WARTESCHLANGENLÄNGEN, VERWEILDAUERN</u>

Kehren wir zurück zu unserem Denken in Wartesystemen (siehe Bild 3.3).
Der aktuelle Zustand des Wartesystems soll charakterisiert sein
durch die Anzahl der Kunden innerhalb dieses Systems. Unser Wartesystem kann sich demnach nicht in mehreren Zuständen gleichzeitig
befinden, da die Anzahl der Kunden immer eindeutig feststellbar
ist.

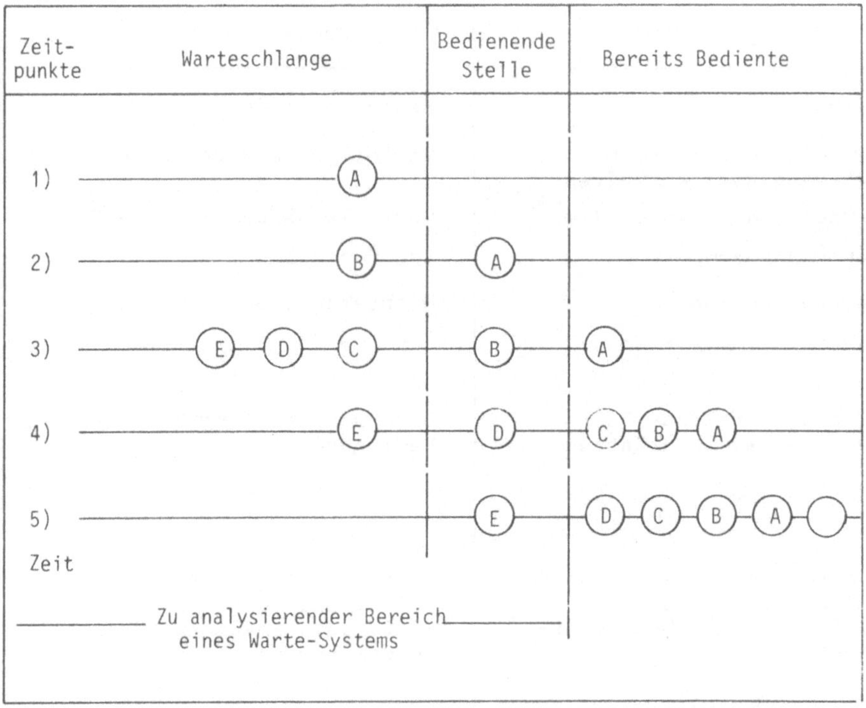

<u>Bild 3.10:</u> Zustände eines Warte-Systems zu einigen Zeitpunkten

Bild 3.10 zeigt mehrere Zustände eines Wartesystems zu aufeinanderfolgenden Zeitpunkten.

Was wir nun beobachten sind Übergänge von einem Zustand des Wartesystems in einen anderen. Das Zustandübergangs-Diagramm eines
einfachen Wartesystems (d.h. eine Warteschlange, eine Bedienstelle)
drückt dieses Übergangsverhalten aus.

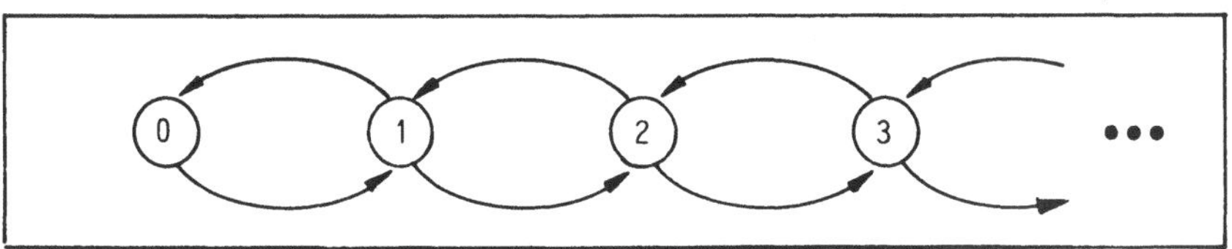

<u>Bild 3.11:</u> Schema eines Zustandübergangsdiagramms

Zustand ⓪ heißt, kein Kunde im System

Zustand ① heißt, ein Kunde im System, der gerade bedient wird.

Zustand ② heißt, zwei Kunden im System: einer wird bedient,
einer wartet.

Zustand ③ heißt, drei Kunden im System: einer wird bedient,
zwei Kunden warten, usw.

Wenn ein zusätzlicher Kunde ankommt, geht das System in den
rechtsbenachbarten Zustand über. Wenn die Bedienung eines Kunden
beendet ist, geht das System in den linksbenachbarten Zustand
über.

Der Übergang von einem Zustand in einen anderen erfolgt mit gewissen Wahrscheinlichkeiten. Diese Wahrscheinlichkeiten kennen wir
bereits aus dem Abschnitt über das "rein zufällige" Verhalten der
ankommenden Kunden. Demnach ist die Wahrscheinlichkeit, daß in
einem sehr kleinen Zeitraum der Länge Δt das Wartesystem vom Zustand j ($j = 0, 1, 2, \ldots$) in den Zustand $j + 1$ übergeht,
gleich $\lambda \cdot \Delta t$ (λ ist die Ankunftrate). Die entsprechende Wahrscheinlichkeit für den Übergang vom Zustand j ($j = 1, 2, \ldots$)
in den Zustand $j - 1$ ist gleich $\mu \cdot \Delta t$ (μ ist die Bedienrate).
Den Übergangs-Pfeilen lassen sich also Übergangswahrscheinlich-
keiten zuordnen.

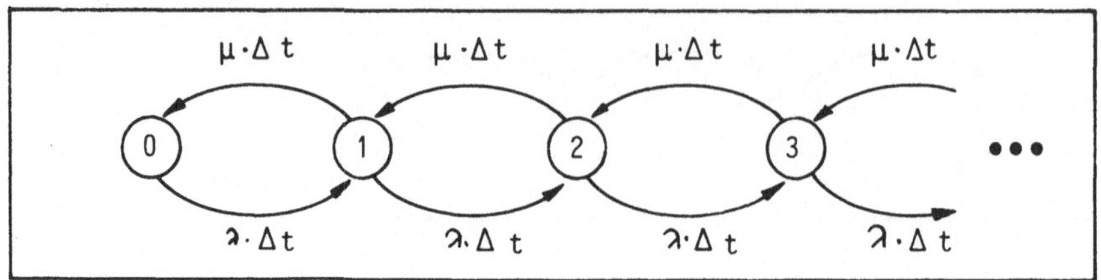

Bild 3.12: Allgemeines Zustandübergangsdiagramm für ein Wartesystem mit einer Bedienstelle

Wir wollen nun berechnen, mit welchen Wahrscheinlichkeiten sich das Wartesystem im Durchschnitt in den verschiedenen Zuständen befindet. Diese Durchschnittswerte beziehen sich auf das Gleichgewicht des gesamten Systems.

Im Gleichgewicht gilt für jeden Zustand (j) $j = 1, 2, \ldots$

$$
\begin{array}{|l|}
\hline
\text{Wahrscheinlichkeit, daß} \\
\text{der Zustand } (j) \text{ verlassen} \\
\text{wird, nämlich:} \\[4pt]
\text{A: in Richtung } (j+1) \\
\text{oder} \\
\text{B: in Richtung } (j-1) \\
\hline
\end{array}
\;=\;
\begin{array}{|l|}
\hline
\text{Wahrscheinlichkeit, daß} \\
\text{der Zustand } (j) \text{ erreicht} \\
\text{wird, nämlich:} \\[4pt]
\text{C: aus Richtung } (j+1) \\
\text{oder} \\
\text{D: aus Richtung } (j-1) \\
\hline
\end{array}
\qquad (3.5)
$$

Wenn man die Wahrscheinlichkeit des Zustandes (j) mit W_j bezeichnet, läßt sich dieses Gleichgewicht für den Zustand (j) in der Form schreiben

$$
\begin{array}{ccccccc}
A & + & B & = & C & + & D \\
\lambda \cdot \Delta t \cdot W_j & + & \mu \cdot \Delta t \cdot W_j & = & \mu \cdot \Delta t \cdot W_{j+1} & + & \lambda \cdot \Delta t \cdot W_{j+1}
\end{array}
\qquad (3.6)
$$

Ist das System im Gleichgewicht, so muß diese Beziehung gleichzeitig für alle Zustände (j), $j = 0, 1 \ldots$ gelten. Insbesondere für den Zustand (0).

Hier vereinfacht sich die Gleichung, da es einen Zustand (-1)
nicht gibt, also die Glieder B und D wegfallen, zu:

$$\lambda \cdot \Delta t \cdot W_0 = \mu \cdot \Delta t \cdot W_1 \qquad (3.7)$$

Aus diesen Gleichgewichtsbedingungen lassen sich die W_j berechnen
zu

$$W_j = \rho^{\,j} (1-\rho) \qquad \text{für} \quad j = 0,\ 1,\ 2,\ \ldots \qquad (3.8)$$

Der Wert W_j gibt die Wahrscheinlichkeit an, daß sich genau j
Kunden im Wartesystem befinden.

Wir wollen nun den Durchschnittswert (auch Mittelwert oder Erwartungswert genannt) <u>der Anzahl von Kunden im Wartesystem</u> ermitteln.
Diesen Durchschnittswert, den wir mit E (AS) bezeichnen wollen,
erhalten wir durch die mit ihren Wahrscheinlichkeiten W_j gewichtete Summierung der möglichen Anzahlen j.

$$E\,(AS) = \sum_{j=0}^{\infty} j \cdot W_j = \sum_{j=0}^{\infty} j \cdot \rho^{j} (1-\rho) \qquad (3.9)$$

und nach ein paar Umformungen

$$E\,(AS) = \frac{\rho}{1-\rho} \qquad (3.10)$$

Die mittlere <u>Länge der Warteschlange,</u> die wir mit E (WS) bezeichnen wollen, ergibt sich analog durch die gewichtete Aufsummierung
der möglichen Anzahlen i der Wartenden zu:

$$E\,(WS) = \rho \cdot E\,(AS) = \frac{\rho^{2}}{1-\rho} \qquad (3.11)$$

Die mittlere Länge der Warteschlange ergibt sich also nicht, wie
man auf den ersten Blick vermuten könnte, durch Subtrahieren einer
Eins von der mittleren Anzahl Kunden im Wartesystem. Ein einfaches
Beispiel wird uns dies sofort plausibel machen. Nehmen wir ein
sehr schwach ausgelastetes Wartesystem an mit einer Verkehrsdichte
ρ = 0,2. E (AS) ist dann $\frac{0,2}{1-0,2}$ = 0,25. Würde man hiervon 1 subtrahieren, würde sich eine negative mittlere Warteschlangenlänge
ergeben!

Zwei weitere wichtige Kenngrößen lassen sich nun ableiten. Die
mittlere <u>Verweilzeit</u> eines Kunden im Wartesystem bis zum Ende
ihrer Bedienung, die wir mit E (VZ) bezeichnen wollen, ist

$$E\,(VZ) = E\,(AS) \cdot \frac{1}{\mu} = \frac{\rho}{(1-\rho)\cdot\mu} = \frac{\lambda}{(\mu-\lambda)\cdot\mu} \qquad (3.12)$$

Die mittlere <u>Wartezeit</u>, die wir mit E (WZ) bezeichnen wollen, ist

$$E\,(WZ) = E\,(WS) \cdot \frac{1}{\mu} = \frac{\rho^2}{(1-\rho)\cdot\mu} = \frac{\lambda^2}{(\mu-\lambda)\cdot\mu^2}\ , \qquad (3.13)$$

wobei $\frac{1}{\mu}$ die mittlere Bedienzeit ist (siehe Zusammenfassung von
3.2).

3.4 DAS WARTESCHLANGEN-MODELL INNERHALB EINER GRUPPE VON MODELLEN

Das "einfache Warteschlangenmodell", dessen Kenngrößen wir in 3.2 und 3.3 abgeleitet haben, geht von folgenden einschneidenden Vereinfachungen aus.

a) Das Modell hat <u>eine</u> Warteschlange, deren Kapazität als <u>unbegrenzt</u> angenommen wird.

b) Das Modell hat nur <u>eine</u> Bedienstelle.

c) Die Ankünfte der einzelnen Waren erfolgen <u>rein zufällig</u>, jedoch insgesamt mit einer <u>konstanten Rate</u>.

d) Die einzelnen Bedienungszeiten haben <u>rein zufällige</u> Dauer, aber einen <u>konstanten Durchschnittswert</u>.

e) Die abgeleiteten Kenngrößen beziehen sich auf das Modell im Zustand des <u>Gleichgewichts</u>, das "auf lange Sicht" bei unveränderten Randbedingungen eintritt. Der Einfluß davon abweichender Anfangs- und Endbedingungen wird nicht berücksichtigt.

Die Theorie hat hier nicht halt gemacht. Es sind weitere Warteschlangen-Modelle entwickelt worden, die zum Teil ohne die genannten Vereinfachungen auskommen. Für die verschiedenen Warteschlangen-Modelle hat man auch eine Typologie eingeführt. Die Haupttypen der Warteschlangen-Modelle werden durch die drei Parameter X/Y/n charakterisiert, deren Bedeutung in nachfolgender Tabelle gebracht wird.

Tabelle 3.1: Zur Typologie der Warteschlangen-Modelle

Parameter	Bedeutung
X	Statistische Verteilung der <u>Zwischen-ankunfts</u>zeiten M: Markov-Typ (benannt nach A. Markov, einem Pionier auf dem Gebiet der Wahrscheinlichkeitstheorie). Diese Verteilung entspricht genau dem, was wir unter "rein zufällig" verstehen. D: Deterministisch, d.h. konstante Abstände zwischen zwei Ankünften. G: Generell. Die Zwischenankunftszeiten haben eine beliebige statistische Verteilung, die nicht "rein zufällig" in unserem Sinn ist. E_k: Erlang-Verteilung (benannt nach dem Pionier der Warteschlangentheorie A.K. Erlang). Diese statistische Verteilung wird in Kapitel 4.2 erläutert.
Y	Statistische Verteilung der <u>Bedienzeiten</u> Es kommen die gleichen wie unter Parameter X beschriebenen Typen vor.
n	Anzahl der Bedienstellen n_p: n parallele, d.h. gleichzeitig arbeitende Bedienstellen n_s: n serielle, d.h. nacheinander arbeitende Bedienstellen

Das bisher angesprochene Warteschlangen-Modell, für das wir auch die Formeln abgeleitet haben, ist demnach vom

Typ M/M/1.

Warteschlangen-Modelle allgemeineren Typs führen oft zu sehr
komplizierten und unhandlichen Formeln, so daß wir im Zweifels-
fall lieber gewisse Vereinfachungen im Modellansatz in Kauf
nehmen, als uns in allgemeiner Theorie zu verlieren. Das nächste
Kapitel enthält einige Ratschläge zu diesem Problemkreis.

4. ANWENDBARKEIT DES WARTESCHLANGENMODELLS

4.1 EINFACHES WARTESCHLANGENMODELL

Wir haben in den vorangehenden Kapiteln ein einfaches Warteschlangenmodell kennengelernt. Es stehen uns Formeln zur Verfügung, mit
deren Hilfe sich aus bekannten Kenngrößen (z.B. Ankunftrate, Bedienrate) weitere Kenngrößen (z.B. mittlere Wartezeit, mittlere
Länge der Warteschlange) berechnen lassen.

Um die Zusammenhänge zwischen den Kenngrößen formelmäßig herleiten
zu können, haben wir gewisse idealisierende Annahmen getroffen.
Wenn wir das Warteschlangen-Modell anwenden wollen, stellt sich
uns die grundlegende Frage, ob wir diese Annahmen auch in einem
konkreten Anwendungsfall treffen dürfen. Da das Warteschlangen-
Modell auf statistischen Methoden beruht, ist zunächst zu klären,
ob wir die uns gestellte Frage überhaupt statistisch angehen dürfen. Einige nicht notwendig mit Wartesituationen zusammenhängende
Beispiele, die in die Form von Fragen gekleidet sind, sollen den
Blick schärfen, ob eine Frage geeignet ist, statistisch behandelt
zu werden.

Statistische Frage: Mit welcher Zahl an Verkehrstoten muß im nächsten Jahr gerechnet werden?
Bedingungen: Die Zahlen aus einer langen Reihe von Jahren sind bekannt. Die Einflußfaktoren bleiben von Jahr zu Jahr nahezu dieselben.
Aussage: Es läßt sich ein zuverlässiger Schätzwert angeben und
eine Wahrscheinlichkeit, ob der Schätzwert unter- bzw. überschrit-
ten werden wird.

Statistische Frage: Wieviel Virusgrippe-Erkrankungen erwarten wir
in Bayern im nächsten Jahrzehnt?
Bedingungen: Die Zahlen aus einer langen Reihe von Jahren sind
bekannt. Man muß jedoch berücksichtigen, daß sich die Einflußfaktoren seither (z.B. durch Schutzimpfungen) wesentlich verändert
haben.
Aussage: Es wäre wegen der veränderten Einflußfaktoren sehr pro-
blematisch, einen Schätzwert anzugeben.

<u>Statistische Frage</u>: Wie wahrscheinlich ist es, daß durch eine Naturkatastrophe die gesundheitliche Versorgung einer Region nicht mehr gewährleistet werden kann?
<u>Bedingungen</u>: Katastrophen sind hierzulande sehr seltene Ereignisse. Die zahlenmäßige Erfassung der Auswirkungen von Katastrophen ergibt nur wenige Meßwerte.
<u>Aussage</u>: Wegen der geringen Zahl vorhandener Ereignisse und damit auch der geringen Zahl ableitbarer Meßwerte ist eine Wahrscheinlichkeitsberechnung nicht sinnvoll.

<u>Statistische Frage</u>: Wie wahrscheinlich ist es, daß es im nächsten Jahr im Dorf A an mindestens 100 Tagen regnen wird?
<u>Bedingungen</u>: Die klimatischen Einflußfaktoren können wir als unverändert annehmen. Jedoch existieren keine Meßwerte aus früheren Jahren, weil eine solche Frage nie als wichtig empfunden wurde.
<u>Aussage</u>: Die Frage wäre geeignet, durch Angabe eines Wahrscheinlichkeitswertes beantwortet zu werden. Dies ist für eine große Stadt, in der schon lange meteorologische Aufzeichnungen existieren, keine Schwierigkeit. Im unbekannten Dorf A ist es leider wegen Datenmangels nicht möglich.

<u>Statistische Frage</u>: Wie wahrscheinlich ist es, daß ein Patient in einem bestimmten Krankenhaus bei einer bestimmten Behandlung mehr als eine Stunde warten muß?
<u>Bedingungen</u>: Vermutlich gibt es über die Wartezeiten von Patienten ebensowenig Aufzeichnungen wie über die Regentage des unbekannten Dorfes A. Aber es ist hier möglich, innerhalb eines nicht zu langen Zeitraums, etwa innerhalb eines Monats, ausreichend viele Aufzeichnungen zu erhalten.
<u>Aussage</u>: Es läßt sich eine Wahrscheinlichkeit berechnen, nachdem genügend viele Meßwerte gesammelt worden sind.

Diese Beispiele zeigen, daß der Einsatz der Wahrscheinlichkeitsrechnung und damit der Einsatz des Warteschlangenmodells an folgende statistischen <u>Voraussetzungen</u> geknüpft ist:

i.   Wir müssen eine gewisse Regelmäßigkeit im Auftreten vieler Einzelereignisse (z.B. Patientenankünfte, Notfälle) feststellen oder annehmen können.

ii. Wir müssen diese Regelmäßigkeit durch Zahlenwerte (z.B. Ankunftrate, Bedienrate) beschreiben können.

iii. Wir müssen diese Zahlenwerte entweder
- aus der Erfahrung zuverlässig schätzen können oder
- durch Auswertung bereits bestehender Aufzeichnungen gewinnen können oder
- innerhalb eines vom Aufwand her vertretbaren Zeitraums
selbst messen können.

Die Anwendung des Warteschlangenmodells verlangt nun, daß darüber
hinaus noch zwei <u>modelltypische Voraussetzungen</u> erfüllt sind:

iv. Das Wartesystem muß sich im Gleichgewicht befinden, d.h.
wir interessieren uns für sein Verhalten "auf lange Sicht".

v. Die Zwischenankunftszeiten und die Bedienzeiten sind "rein
zufällig" verteilt.

Falls wir dessen nicht sicher sind, können wir einen Test durchführen. Der Test verwendet eine statistische Kenngröße, die wir
bisher noch nicht kennengelernt haben: die <u>relative Streuung.</u>

Tabelle 4.1 wiederholt einige statistische Begriffe, die wir bereits kennen und zeigt, wie sich aus diesen bekannten Begriffen
die neuen Größen Streuung, Standardabweichung und relative Streuung herleiten.

Statistischer Begriff	Formel	beispielhafte Interpretation
Tabelle 4.1: Einige statistische Definitionen und Formeln		
Zufallsvariable	X	Bedienzeit in Minuten
Häufigkeitsverteilung	$H\ (X)$	N Messungen ergaben n_1 mal den Wert X_1 n_2 mal den Wert X_2 n_m mal den Wert X_m für die Bedienzeit X, wobei gilt: $\sum\limits_{i=1}^{m} n_i = N$
Erwartungswert	$E\ (X)$	Mittelwert für die Bedienzeit in Minuten
geeigneter Schätzwert des Erwartungswertes	$\bar{x} = \dfrac{1}{N} \cdot \sum\limits_{i=1}^{m} n_i\, X_i \quad (4.1)$	Näherungswert für den Erwartungswert
Streuung	$E\ (\ (X{-}E(X))^2) = D^2(X) \quad (4.2)$	Durchschnittswerte für die Abweichungen der einzelnen Bedienzeiten von ihrem Mittelwert
Standardabweichung	$\sqrt{D^2\ (X)} = \sigma \quad (4.3)$	
relative Streuung	$RS = \dfrac{\sigma}{E(X)} \quad (4.4)$	Maß für die Streubreite der einzelnen Bedienzeiten, unabhängig von ihren absoluten Werten (ob in Sekunden, Minuten oder Stunden)
geeigneter Schätzwert für Streuung	$\dfrac{1}{N} \cdot \sum n_i\, (X_i {-} \bar{x})^2 = D^2(X) \quad (4.5)$	Näherungswert für die Streuung

Eine "rein zufällige" Verteilung besitzt die Eigenschaft, daß ihre relative Streuung immer den Wert 1 hat. *) Unser Test besteht also darin, zunächst aus einer Reihe von Meßwerten, die unsere Verteilung näherungsweise wiedergeben, die relative Streuung zu bestimmen.

Wenn die relative Streuung einen nahe 1 gelegenen Wert besitzt, haben wir einen guten Grund gefunden, daß wir die Annahme "rein zufällig" treffen und die Formeln des Kapitels 3 verwenden dürfen.

Da die Bestimmung der relativen Streuung mit etwas Rechenaufwand verbunden ist, folgt nun zur Erläuterung ein kleines Zahlenbeispiel. Nehmen wir an, wir hätten zwanzig mal eine Bedienzeit, z.B. die Dauer einer Laboruntersuchung, gemessen, wobei sich die Meßwerte wie folgt verteilen:

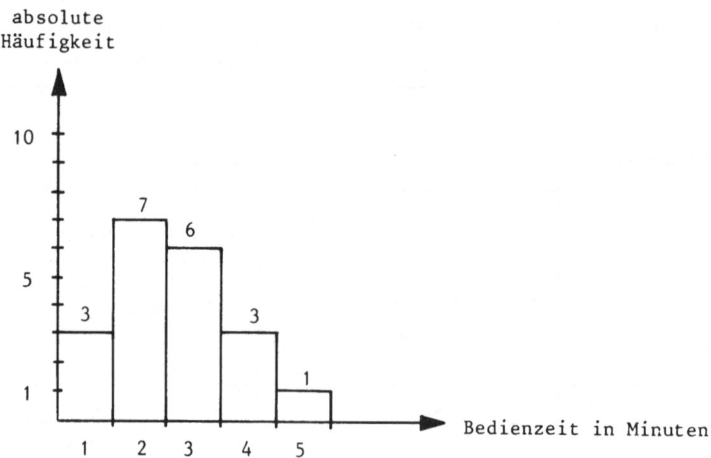

<u>Bild 4.1:</u> Beispielhafte Häufigkeitsverteilung der Bedienzeiten

Die gemessenen Bedienzeiten stellen eine <u>Stichprobe</u> dar, die wir streng genommen nur als <u>Schätzung</u> für die uns unbekannte Verteilung der Bedienzeiten verwenden dürfen. Wir tun hier aber so, als sei die Schätzung für die Verteilung bereits identisch mit der Verteilung selbst.

---

*) Aus der Tatsache "relative Streuung = 1" kann umgekehrt nicht streng geschlossen werden, daß die Verteilung "rein zufällig" ist.

Der Erwartungswert für die Dauer einer Laboruntersuchung ist
nach Gl. (4.1) in Tabelle 4.1

$$E(X) = \frac{1}{N} \cdot \Sigma \, n_i X_i = \frac{1}{20} \cdot (3 \cdot 1 + 7 \cdot 2 + 6 \cdot 3 + 3 \cdot 4 + 1 \cdot 5) = 2,6 \ min \qquad (4.6)$$

Ihre Streuung gemäß Gl. (4.2)

$$D^2(X) = \frac{1}{20} \, [3(1-2,6)^2 + 7(2-2,6)^2 + 6(3-2,6)^2 + 3(4-2,6)^2 + (5-2,6)^2]$$

$$= 7,9 - 6,76 = \underline{1,14 \ min}^2 \qquad (4.7)$$

Ihre Standardabweichung gemäß Gl. (4.3)

$$\sigma = \sqrt{1,14 \ min^2} = \underline{1,07 \ min} \qquad (4.8)$$

und damit ihre relative Streuung gemäß Gl. (4.4)

$$RS = \frac{1,07 \ min}{2,6 \ min} = 0,41 \qquad (4.9)$$

Im vorliegenden Fall könnten wir also nicht guten Gewissens die
Bedienzeit als "rein zufällig" verteilt annehmen.

4.2 PHASEN-MODELL VON ERLANG

Wenn wir die Annahme "rein zufällig" fallen lassen müssen, ist
deshalb die Tür zur Anwendung einfacher Formeln noch nicht zuge-
schlagen. Wir können zwar die Verteilung selbst nicht mittels
Formeln beschreiben, doch haben wir bereits zwei wichtige Kenngrößen bestimmt: Erwartungswert und relative Streuung. Sie ge-
statten uns, das bisherige Warteschlangen-Modell zu erweitern.

Wir stellen uns hierzu vor, die Bedienstelle würde einen Kunden
nicht auf einmal, sondern in k aufeinanderfolgenden Phasen be-
dienen. Jede Phase der Bedienung soll im Mittel den k-ten Teil
der Zeit der gesamten Bedienzeit ausmachen, und jede der k Phasen
soll eine "rein zufällige" Verteilung der Bedienzeit haben, d.h.
mit einer relativen Streuung von 1.

Dies erreichen wir dann, wenn wir k gerade so wählen, daß sich $\frac{1}{k}$ möglichst wenig von der relativen Streuung RS der Gesamtverteilung unterscheidet. *) Für das Zahlenbeispiel unter 4.1 mit RS = 0,373 erhalten wir somit

$$k = \text{nächste ganze Zahl an } (\tfrac{1}{RS})^2$$

$$= \text{nächste ganze Zahl an } (7.18) = 7 \tag{4.10}$$

Die Gesamtverteilung wird auch nach dem Pionier der Warteschlangentheorie A.K. Erlang k-Erlang-Verteilung genannt. Für den Fall k = 1 erhalten wir wieder das einfache Warteschlangen-Modell.

Eine Gegenüberstellung des einfachen Warteschlangen-Modells und des Phasenmodells soll uns die Modellerweiterungen auch formelmäßig darlegen.

---

*) Eine Begründung für dieses Vorgehen findet man in den einschlägigen Lehrbüchern, z.B. L. Kleinrock, Queuing Systems, Bd. 1.

Tabelle 4.2: Gegenüberstellung von "einfachen Wartesystem"
und "Phasenmodell"

einfaches Warteschlangen-system	Phasen-Modell
Typ: M/M/1	Typ: $M/E_k/1$
k = 1 RS = 1 $\longleftarrow \triangle T \longrightarrow$ eine Phase der Bedienung Dichtefunktion der Bedien-zeit-Verteilung: $\mu \cdot e^{-\mu t}$ (4.11)	k > 1 $RS = \dfrac{1}{\sqrt{k}} < 1$ $\longleftarrow \triangle T \longrightarrow$ 1. | 2. | i. .. | k-te Phase der Bedienung Dichtefunktion der Bedien-zeit-Verteilung: $\dfrac{1}{(k-1)!} \cdot t^{k-1} \cdot (k\mu)^k \cdot e^{-k\mu t}$ (4.12)
wobei μ = Bedienrate	
mittlere Warteschlangen-länge: $\dfrac{\rho^2}{1-\rho}$ (4.13) mittlere Wartezeit: $\dfrac{\rho}{\mu \cdot (1-\rho)}$ (4.15)	mittlere Warteschlangen-länge: $\dfrac{\rho^2}{1-\rho}\left(\dfrac{k+1}{2k}\right)$ (4.14) mittlere Wartezeit: $\dfrac{\rho}{\mu(1-\rho)}\left(\dfrac{k+1}{2k}\right)$ (4.16)
wobei $\rho = \dfrac{\lambda}{\mu}$ = Verkehrsdichte und λ = Ankunftsrate	

4.3 NÄHERUNGSRECHNUNGEN

Mittelwerte für die Warteschlangenlängen und Wartezeiten können
auch dann näherungsweise berechnet werden, wenn die Verteilung der
Bedienzeit selbst nicht bekannt ist. Aus einer zuverlässigen Schät-
zung der relativen Streuung RS der Bedienzeit und einer bekannten
Verkehrsdichte ρ läßt sich nach F. P o l l a c z e k *) folgende
Näherungsrechnung durchführen:

mittlere Warteschlangenlänge

$$= \frac{\rho^2}{1 - \rho} \left[\frac{1 + RS^2}{2} \right] \qquad (4.17)$$

mittlere Wartezeit

$$= \frac{\rho}{\mu\,(1- \rho)} \left[\frac{1 + RS^2}{2} \right] = \frac{\rho^2}{\lambda\,(1 - \rho)} \cdot (\frac{1 + RS^2}{2}) \qquad (4.18)$$

Der Korrekturfaktor $1/2 \cdot (1 + RS^2)$ wird 1 für RS = 1, d.h. "rein
zufällige" Bedienzeit-Verteilung und 1/2 für RS = 0, d.h. konstante Bedienzeit.

Die Näherungsformeln von Pollaczek sind für den nach der Anwendung
drängenden Leser insoweit interessant, als sie aufzeigen, welcher
Gewinn in der Standardisierung (konstante Bedienzeit) von Behand-
lungsabläufen stecken kann. Die Formeln belegen nämlich, daß bei
gleichbleibendem Mittelwert für die Bedienzeit die mittlere Wartezeit kleiner wird je gleichmäßiger die Bedienzeit, d.h. je kleiner
RS wird. Dieser Standardisierungsgewinn steigt mit wachsender Auslastung der Bedienstelle, d.h. je näher die Verkehrsdichte
gegen 1 rückt. Im Extremfall kann die Standardisierung der Bedienung (konstante Bedienzeit) die Wartezeiten halbieren.

Eine weitere Form der Näherungsrechnung ist möglich, wenn die Annahme, das System sei im Gleichgewicht, nicht mehr zutrifft. Hierzu ein Beispiel:
Eine Ambulanz befinde sich während der normalen Dienstzeit in Bereitschaft. Sie habe typische Zeiten hoher, mittlerer und geringer

---

*) F. Pollaczek, 1957: Problèmes stochastiques posés par le phénomène de formation
d'une queue d'attenbe à un guichet et par des phénomènes apparentés.
Mémor. Sci. Math. no. 136, Paris: Gauthier-Villars

Belastung. Über viele Wochen hinweg betrachtet, ergäbe sich folgende charakteristische Lastverteilung:

Wochentag \ Uhrzeit	8 - 10	10 - 12	12 - 14	14 - 16	ab 16
Montag	hoch	hoch	mittel	mittel	gering
Dienstag	hoch	hoch	mittel	mittel	mittel
Mittwoch	hoch	mittel	gering	mittel	gering
Donnerstag	mittel	gering	gering	mittel	gering
Freitag	hoch	mittel	mittel	gering	gering

Bild 4.2: Auslastungstableau einer Ambulanz

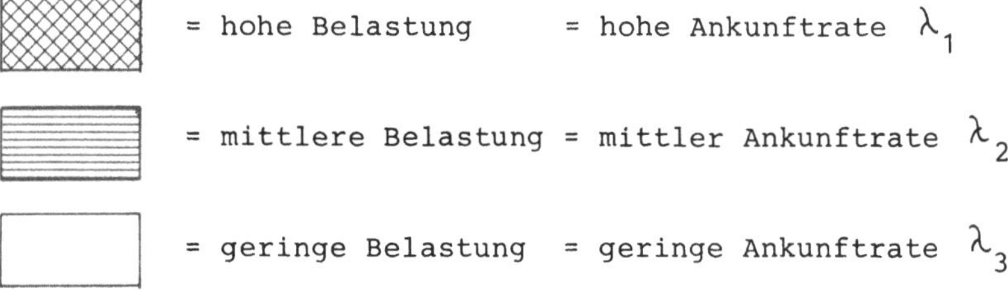

= hohe Belastung   = hohe Ankunftrate λ_1

= mittlere Belastung = mittler Ankunftrate λ_2

= geringe Belastung = geringe Ankunftrate λ_3

Wir können nun so tun, als gäbe es für das Wartesystem drei verschiedene Gleichgewichtszustände, die im Bild durch verschiedene Schraffierung gekennzeichnet sind. Auf diese drei Zustände wenden wir dann unsere Formeln aus Kapitel 3 an. Zwar können wir dadurch nicht den dynamischen Auf- und Abbau von Warteschlangen beschreiben, wir erhalten aber immerhin Mittelwerte und Wahrscheinlichkeiten für die unterschiedlichen Belastungen.

4.4 <u>ZUSAMMENFASSUNG VON KAPITEL 4</u>

Nachdem wir die grundlegende Frage beantwortet haben, ob wir
überhaupt statistisch vorgehen können, haben wir drei Möglichkeiten gesehen, wie wir uns an den Grenzen des bisherigen Warteschlangen-Modells aus Kapitel 3 behelfen können:

1. Mit dem Erlang'schen Phasen-Modell läßt sich näherungsweise
   eine nicht "rein zufällige" Bedienzeit-Verteilung beschreiben.

2. Mit der Pollaczek'schen Formel lassen sich Mittelwerte berechnen, ohne daß die Bedienzeit-Verteilung formelmäßig bekannt
   sein muß.

3. Auch wenn das Wartesystem sich nicht global im Gleichgewicht
   befindet, können wir u.U. dennoch das Wartesystem-Verhalten
   innerhalb verschiedener Zeitzonen behandeln.

5. BEISPIELHAFTE ANWENDUNG DES WARTESCHLANGEN-MODELLS

Anhand von Beispielen werden in diesem Kapitel die vielfältigen
Einsatzmöglichkeiten des Warteschlangen-Modells aufgezeigt. Dabei
kann es vorkommen, daß das bisher bekannte Modell leicht abgewan-
delt wird. Alle Veränderungen des Modells werden jedoch verständ-
lich gemacht, bevor sie im jeweiligen Beispiel zur Anwendung
kommen.

Die Zahlenbeispiele sind frei gewählt, und zwar so, daß die damit
angesprochenen Problemstellungen, die gleichzeitig realistischen
Entscheidungssituationen entsprechen, deutlich herausgestellt werden können. Dabei lassen sich die Problemstellungen grob in zwei
Klassen einteilen: Probleme der Einsatzbereitschaft und Auslastungs-
probleme. Bild 5.1 soll dies am Beispiel der M/M/1-Systeme deutlich
machen.

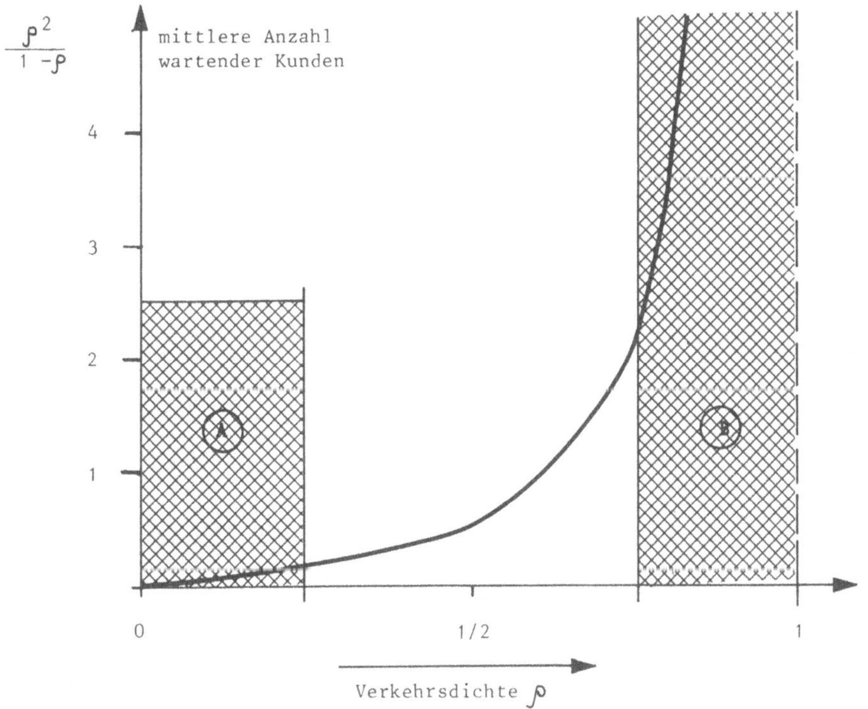

Bild 5.1: Abhängigkeit der Verkehrsdichte von der Anzahl
der wartenden Kunden im M/M/1-Wartesystem

Die meisten Warteschlangen-Probleme sind in den beiden Extrembe-
reichen der Verkehrsdichte angesiedelt. Im Bereich A der niedri-
gen Verkehrsdichte finden wir z.B. die Fragen nach der optimalen
Auslegung von Notdiensten, wo hohe Einsatzbereitschaft gefordert
wird. Im Bereich B der hohen Verkehrsdichte haben wir die besser
bekannten Probleme der überfüllten Warteräume und verstopften
Straßen. Im Verlauf des Kapitels 5 werden wir uns abwechselnd mit
einer der beiden Problemklassen näher auseinandersetzen.
Der einfacheren Schreibweise wegen werden wir zwei Abkürzungen einführen. Für die mittlere Warteschlangenlänge werden wir die Bezeichnung E (WS) = Erwartungswert für die Warteschlangenlänge und
für die mittlere Wartezeit die Bezeichnung E (WZ) verwenden.

5.1 WARTESYSTEME MIT HOHER AUSLASTUNG

Beispiel 1: Eine Bedienstelle, die im Mittel 5 Patienten pro Stunde
versorgen kann, ist durch eine Ankunftrate von 3 Patienten pro
Stunde noch nicht überlastet. Wie wirkt sich eine zusätzliche, feste
Pause der Bedienstelle von 5 Minuten pro Dreiviertelstunde aus?
Ankünfte und Bedienzeiten sollen "rein zufällig" verteilt sein
(M/M/1-System). Wir dürfen also die Formeln 3.11 und 3.13 aus Ka-
pitel 3.3 anwenden.
Als Zeitmaß wird die Einheit "Stunden" verwendet.

R e c h n u n g	
ohne Pause	**mit Pause**
Ankunftrate $\lambda = 3\ \dfrac{\text{Patienten}}{\text{Stunde}}$ Bedienrate $\mu = 5\ \dfrac{\text{Patienten}}{\text{Stunde}}$	Ankunftrate $\lambda = 3\ \dfrac{\text{Patienten}}{\text{Stunde}}$ Bedienrate $\mu = \dfrac{5\ \text{Patienten}}{\text{1Std.+5Min.Pause pro Dreiviertel-stunde}}$ $= \dfrac{5}{1 + \frac{5}{60} \cdot \frac{4}{3}} = 4{,}5\ \dfrac{\text{Patienten}}{\text{Stunde}}$
$\rho = 3/5$ E (WS) = 0,9 E (WZ) = 0,3 Std. = 18 min.	$\rho = 2/3$ E (WS) = 4/3 E (WZ) = 4/9 Std. = 27 Min.
Ergebnis: Durch die Einfügung der fünfminutigen Pause erhöht sich die mittlere Wartezeit der Kunden um die Hälfte.	

<u>Beispiel 2:</u> Im Mittel soll alle 10 Minuten ein Patient an eine Bedienstelle kommen, die ihrerseits in der Lage ist, im Mittel alle 9 Minuten einen Patienten zu bedienen. Wie stark müßte die mittlere Bedienzeit verkürzt werden, damit die mittlere Wartezeit nur noch 20 Minuten beträgt?

Wir halten wieder die Ankünfte und die Bedienzeiten für "rein zufällig" verteilt. Die mittlere Wartezeit E (WZ) hängt ab von der Ankunftrate λ und der Bedienrate μ in der Form

$$E \ (WZ) = \frac{\rho}{\mu \ (1 - \rho)} = \frac{\lambda}{\mu \ (\mu - \lambda)} \qquad (5.1)$$

Führen wir mit

$$a = \frac{1}{\lambda} \quad \text{die mittlere Zwischenankunftszeit, und mit} \qquad (5.2)$$

$$b = \frac{1}{\mu} \quad \text{die mittlere Bedienzeit ein, so erhalten wir} \qquad (5.3)$$

$$E \ (WZ) = \frac{b^2}{a-b} \qquad (5.4)$$

Mit dieser Formel wollen wir unsere Aufgabe lösen.

<table>
<tr><td colspan="1">R e c h n u n g</td></tr>
</table>

Istzustand:

$$a = \frac{1}{\lambda} = 10 \text{ Minuten}$$

$$b = \frac{1}{\mu} = \ 9 \text{ Minuten}$$

$$E \ (WZ) = \frac{b^2}{a - b} = \frac{81}{10 - 9} = 81 \text{ Minuten}$$

Forderung: E (WZ) = 20 Minuten

$$20 = \frac{b^2}{a - b} = \frac{b^2}{10 - 6}$$

$$200 - 20b = b^2$$

$$b_{1/2} = - \ 10 \pm 10\sqrt{3}, \text{ und da } b > 0 \text{ sein muß}$$

$$b \ = - \ 10 + 10\sqrt{3} \ = 7,3 \text{ Minuten}$$

Ergebnis: Durch Senkung der Bedienzeit von 9 auf 7,3 Minuten, wird die mittlere Wartezeit von 81 Minuten auf 20 Minuten gesenkt.

5.2 <u>VERFÜGBARKEIT VON BEDIENSTELLEN IM BEDARFSFALL</u>

In Kapitel 4 haben wir mittlere Wartezeiten und Warteschlangenlängen berechnet. Diese Größen sind typisch für Wartesysteme mit
starker Auslastung. Im folgenden wollen wir hingegen wissen, wie
wahrscheinlich es ist, daß ein Kunde (Patient) überhaupt warten
muß.

Wir ziehen ein konkretes Beispiel heran, das auch eine leichte
Modifizierung des bisherigen Warteschlangen-Modells erfordern wird.
In einem großen Krankenhaus seien 3 Ärzte gemeinsam für die Versorgung dringender Fälle (z.B. Einlieferung von Notfällen) ver-
antwortlich. Wir können davon ausgehen, daß der Bedarf an ärzt-
licher Versorgung "rein zufällig" verteilt auftritt. Wir nehmen
ferner an, daß die Dauer der Versorgung eines Patienten "rein zufällig" ist. Durchschnittlich alle 20 Minuten soll irgendein Patient
die Aufmerksamkeit eines Arztes verlangen. Ein Arzt soll im Mittel
etwa 12 Minuten benötigen, um einen Patienten zu versorgen. Danach
steht er sofort zur eventuellen Versorgung eines weiteren Patienten zur Verfügung. Wie wahrscheinlich ist es, daß unter diesen Umständen ein Patient nicht sofort versorgt werden kann?

Da wir in unserem Fall 3 Ärzte, in der Sprache des Warteschlangen-
Modells 3 Bedienstellen, zur Verfügung haben, läßt sich das Wartesystem schematisch wie folgt darstellen:

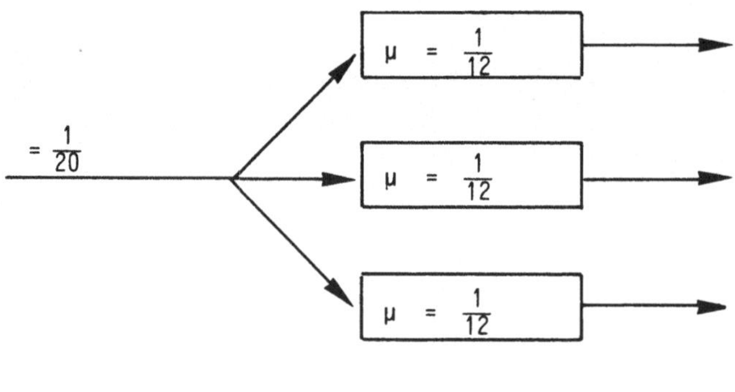

<u>Bild 5.2:</u> Wartesystem mit drei Bedienstellen

Um das Verhalten dieses Wartesystems beschreiben zu können, müssen
wir das bisherige Modell etwas verändern. Erinnern wir uns an das
Bild 3.12, das die Intensität der Zustandsübergänge im Wartesystem
mit n = 1 Bedienstelle beschreibt. Demgegenüber sieht das Diagramm
für das Wartesystem mit n = 3 Bedienstellen wie folgt aus:

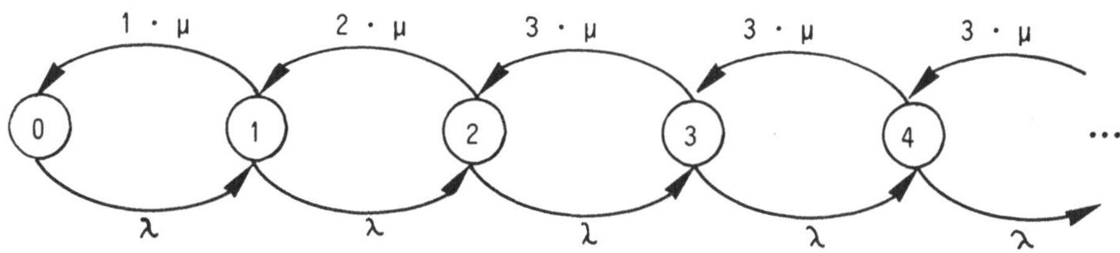

<u>Bild 5.3:</u> Zustandsdiagramm für ein Wartesystem mit
drei Bedienstellen

Die Wahrscheinlichkeit, daß das Wartesystem in einem sehr kurzen
Zeitraum der Länge Δ t vom Zustand $\boxed{j}$, d.h. j Patienten befinden sich im System, in den Zustand $\boxed{j-1}$ übergeht, ist gleich
j · μ · Δ t, solange j die Zahl der Bedienstellen (in unserem
Fall drei Bedienstellen) nicht überschreitet. Dies erklärt sich
dadurch, daß von momentan j belegten Bedienstellen irgendeine
mit der Wahrscheinlichkeit μ · Δ t ihre Bedienung beendet. Die
Wahrscheinlichkeit für ein gleichzeitiges Beenden mehrerer Bedienstellen wird in dieser Betrachtung vernachlässigt. Sobald alle
Bedienstellen belegt sind, bleibt die Wahrscheinlichkeit für den
Zustandsübergang $\boxed{j}$ $\longrightarrow$ $\boxed{j-1}$ konstant gleich n · μ · Δ t, da
nicht mehr als n = 3 Bedienstellen vorhanden sind. Umgekehrt ist
die Wahrscheinlichkeit, daß im selben Zeitraum Δ t der Zustand $\boxed{j}$
in den Zustand $\boxed{j+1}$ übergeht für alle j gleich groß, nämlich
λ · Δ t.

<u>Berechnungen für den Gleichgewichtszustand:</u>

Wenn wir die Wahrscheinlichkeit, daß sich das Wartesystem "auf lange Sicht" im Zustand (j) befindet, wieder mit W_j bezeichnen, ergeben sich folgende Gleichungen für die möglichen Gleichgewichtszustände:

für j = 0: $\qquad \lambda_0 W_0 = \mu \cdot W_1 \qquad\qquad$ ... (5.5)

$\qquad\qquad$ d.h.: es kommen gerade soviel Kunden,
$\qquad\qquad$ wie eine Bedienstelle abfertigen kann.

für j = 1,...,(n-1):

$$(\lambda + j \cdot \mu) \cdot W_j = \lambda \cdot W_{j-1} + (j+1) \cdot \mu \cdot W_{j+1} \qquad \text{... (5.6)}$$

für j = n,.... :

$$(\lambda + n\mu) \cdot W_j = \lambda \cdot W_{j-1} + n \cdot \mu \cdot W_{j+1} \qquad \text{... (5.7)}$$

Ein Gleichgewichtszustand existiert nur dann, wenn die Ankunftrate λ kleiner ist als die Summe der Bedienraten der n einzelnen Bedienstellen, d.h.: wenn λ kleiner ist als $n \cdot \mu$. Die Verkehrsdichte ρ im Wartesystem definieren wir deshalb mit

$$\rho = \frac{\lambda}{n \cdot \mu} \qquad\qquad \text{... (5.8)}$$

und es gilt weiterhin $0 \leq \rho < 1$.

Wenn man die Gleichungen mit einiger Anstrengung rekursiv auflöst, erhält man die (nicht mehr ganz so handlichen) Formeln:

für j < n: $\qquad W_j = \dfrac{(n\rho)^j}{j!} \cdot \dfrac{1}{K} \qquad\qquad$ ... (5.9)

für j $\geq$ n: $\qquad W_j = \dfrac{n^n}{n!} \rho^j \cdot \dfrac{1}{K} \qquad\qquad$ ... (5.10)

wobei $K = 1 + (n \cdot \rho) + \dfrac{(n\rho)^2}{2!} + \ldots$

$$\qquad\qquad + \frac{(n\rho)^{n-1}}{(n-1)!} + \frac{(n\rho)^n}{n!\,(1-\rho)} \qquad \text{... (5.11)}$$

Mit Hilfe dieser Formeln können wir nun die im Beispiel gestellte
Frage beantworten. Das Wartesystem hat dort n = 3 Bedienstellen.

Solange noch mindestens eine Bedienstelle frei ist, heißt dies,
daß das Wartesystem sich entweder im Zustand $\textcircled{0}$ oder im Zustand $\textcircled{1}$ oder im Zustand $\textcircled{2}$ befindet.

Wahrscheinlichkeit für Wartenmüssen (= WfW)

WfW = 1 - (Wahrscheinlichkeit dafür, daß mindestens eine
           Bedienstelle frei ist)

$$= 1 - (W_0 + W_1 + W_2) \tag{5.12}$$

Unser Beispiel mit n = 3 , $\lambda = \frac{1}{20}$ und $\mu = \frac{1}{12}$ ergibt:

$$\rho = \frac{1/20}{3 \cdot 1/12} = \frac{1}{5} \tag{5.13}$$

$$K = 1 + (3/5) + \frac{(3/5)^2}{2} + \frac{(3/5)^3}{6 \cdot (1-1/5)} = \frac{73}{40} \tag{5.14}$$

Zu berechnen sind W_0, W_1, W_2

$$W_0 = \frac{1}{1} \cdot \frac{1}{K} = \frac{40}{73} \tag{5.15}$$

$$W_1 = \frac{(3/5)}{1} \cdot \frac{1}{K} = \frac{3}{5} \cdot \frac{40}{73} \tag{5.16}$$

$$W_2 = \frac{(3/5)^2}{2} \cdot \frac{1}{K} = \frac{9}{50} \cdot \frac{40}{73} \tag{5.17}$$

$$1 - (W_0 + W_1 + W_2) = 1 - \frac{40}{73}\left(1 + \frac{3}{5} + \frac{9}{50}\right) = \frac{9}{365} \approx 0{,}025 \tag{5.18}$$

Ergebnis: Die Wahrscheinlichkeit, daß ein Patient bei Bedarf
nicht sofort versorgt werden kann, beträgt etwa 2,5 %.

Als nächstes wollen wir die Empfindlichkeit des Wartesystems prüfen. Hierzu spielen wir zwei weitere mögliche Situationen durch und vergleichen sie untereinander in tabellarischer Form. Die beiden Situationen sind dadurch gekennzeichnet, daß einmal einer der Ärzte ständig nicht zur Verfügung steht, ein andermal die verbleibenden zwei Ärzte versuchen, durch schnelleres Arbeiten diese Lücke zu schließen.

Gegebene Situation mit 3 Ärzten	Einer der 3 Ärzte steht nicht zur Verfügung, d.h. wir haben nur noch 2 Bedienstellen	Die verfügbaren 2 Ärzte versuchen, den Ausfall auszugleichen, indem sie im Mittel nur noch 8 Min. pro Patient aufwenden (vorher 12 Min.)
$n = 3,\ \lambda = \frac{1}{20},\ \mu = \frac{1}{12}$	$n = 2,\ \lambda = \frac{1}{20},\ \mu = \frac{1}{12}$	$n = 2,\ \lambda = \frac{1}{20},\ \mu = \frac{1}{8}$
$\rho = \frac{1}{5}$	$\rho = \frac{3}{10}$	$\rho = \frac{1}{5}$
$W_0 \approx 0,5479$ $W_1 \approx 0,3288$ $W_2 \approx 0,0986$	$W_0 \approx 0,5385$ $W_1 \approx 0,3231$	$W_0 \approx 0,6667$ $W_1 \approx 0,2667$
$1 - (W_0 + W_1 + W_2) \approx 0,025$	$1 - (W_0 + W_1) \approx 0,138$	$1 - (W_0 + W_1) \approx 0,073$
Patient kann bei Bedarf nicht sofort versorgt werden mit Wahrscheinlichkeit 2,5 %	Patient kann bei Bedarf nicht sofort versorgt werden mit Wahrscheinlichkeit 13,8 %	Patient kann bei Bedarf nicht sofort versorgt werden mit Wahrscheinlichkeit 7,3 %

Tabelle 5.1: Vergleich verwandter Zustände eines Wartesystems

Der Vergleich zeigt uns, daß vom Notfallpatienten her gesehen, eine drastische Verschlechterung eintritt durch den Ausfall eines Arztes. Der Übergang von 2,5 % auf 13,8 % bedeutet, daß nun fast jeder siebte Notfallpatient nicht sofort behandelt werden kann. Das schnellere Arbeiten der Ärzte verbessert das Ergebnis wiederum fast um die Hälfte.

Die obigen Formeln für W_j, $j = 0,1,2..$ sind, wie das Beispiel
zeigt, dann geeignet, wenn lediglich nach der Verfügbarkeit (in
einem wenig ausgelasteten Wartesystem) gefragt wird. Fragen nach
der mittleren Warteschlangenlänge und der mittleren Verweilzeit
können im allgemeinen nicht mittels einer geschlossenen Formel
beantwortet werden.

5.3 ERSATZ EINES M/M/n_p-WARTESYSTEMS DURCH EIN M/M/1-WARTESYSTEM

Ein Wartesystem mit mehreren parallelen Bedienstellen sei einer
hohen Belastung ausgesetzt. Wir sind an einer Verkleinerung der
beobachteten Warteschlangen interessiert. Eine exakte Berechnung
der Warteschlangen dieses M/M/n_p-Wartesystems ist recht mühsam.
Wir möchten daher dieses System durch unser bekanntes "einfaches
Wartesystem" M/M/1 ersetzen und gleichzeitig wissen, welchen Fehler wir dabei machen.

Unser tatsächliches Wartesystem ist in Bild 5.4 dargestellt und
hat die Struktur M/M/n_p, d.h. Zwischenankunftszeit und Bedienzeit
sind rein zufällig verteilt, alle n Bedienstellen sind einfach
besetzt.

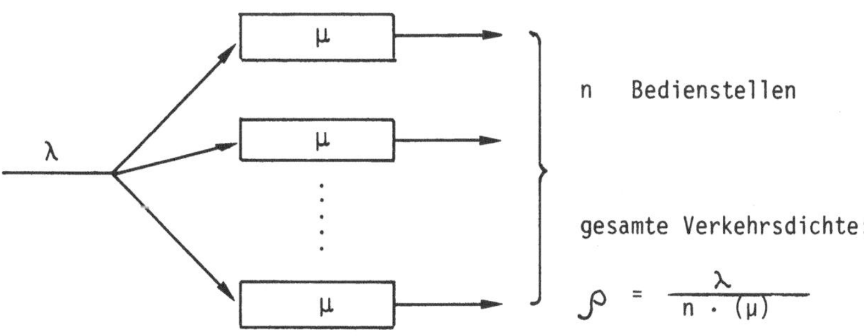

$$\rho = \frac{\lambda}{n \cdot (\mu)}$$

__Bild 5.4:__ M/M/n_p-Wartesystem

Dieses Wartesystem vergleichen wir mit dem vereinfachten Wartesystem laut Bild 5.5.

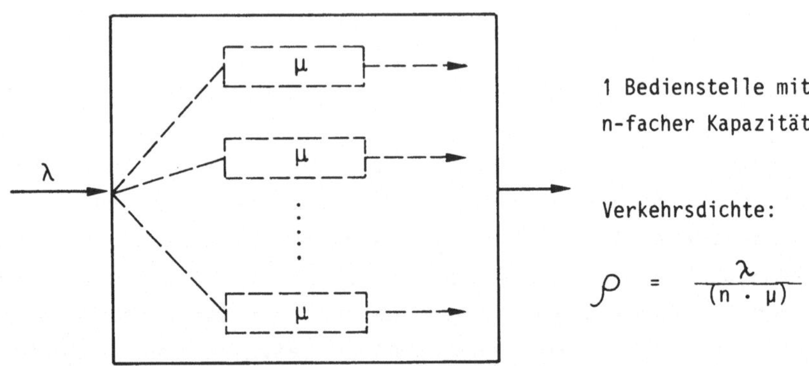

$$\rho \; = \; \frac{\lambda}{(n \cdot \mu)}$$

Bild 5.5: Vereinfachtes Wartesystem M/M/1

Wir wollen nun feststellen, welche Ungenauigkeit wir begehen, wenn wir so tun, als würden die n Bedienstellen aus 1 großen Bedienstelle bestehen. Die n Bedienstellen können beispielsweise n Personen in einer Apotheke sein, die eine Warteschlange von Anforderungszetteln vor sich haben, wobei jede der n Personen unabhängig von jeder anderen die auf einem Anforderungszettel verzeichneten Medikamente zusammenstellt.

Zwecks übersichtlicherer Darstellung führen wir zwei Kurzbezeichnungen ein:

E_n (AS) bedeutet: Mittlere <u>A</u>nzahl der Kunden im <u>S</u>ystem, das
　　　　　　　　　　n parallele Bedienstellen hat.

E_n (WS) bedeutet: Mittlere Länge der <u>W</u>arteschlange im <u>S</u>ystem,
　　　　　　　　　　das n parallele Bedienstellen hat.

Für das bereits aus Kapitel 3 bekannte einfache Wartesystem gilt

$$E(AS) = E_1(AS) = \frac{\rho}{1 - \rho} \qquad (5.19)$$

$$E(WS) = E_1(WS) = \frac{\rho^2}{1 - \rho} \qquad (5.20)$$

Nach, wie in der Einleitung angekündigt, längeren Rechenoperationen erhält man für die höheren Werte von n:

$$E_2(AS) = E_1(AS) \cdot \frac{2}{1 + \rho} \qquad (5.21)$$

$$E_2(WS) = E_1(WS) \cdot \frac{2 \cdot \rho}{1 + \rho} \qquad (5.22)$$

$$E_3(AS) = E_1(AS) \cdot \frac{3(2+2\rho-\rho^2)}{2+4\rho+3\rho^2} \qquad (5.23)$$

$$E_3(WS) = E_1(WS) \cdot \frac{9\rho^2}{2 + 4\rho + 3\rho^2} \qquad (5.24)$$

$$E_4(AS) = E_1(AS) \cdot \frac{4(3+8\rho-\rho^2-2\rho^3)}{3 + 9\rho + 12\rho^2+8\rho^3} \qquad (5.25)$$

$$E_4(WS) = E_1(WS) \cdot \frac{32\rho^3}{3 + 9\rho + 12\rho^2 + 8\rho^3} \qquad (5.26)$$

Wie wir sehen, werden die Formeln mit steigender Anzahl n von Bedienstellen komplizierter.

Glücklicherweise zeigt eine Betrachtung der Stelle $\rho \rightarrow 1$, daß gilt:

$$\left. \begin{array}{l} \displaystyle \lim_{\rho \rightarrow 1} \frac{E_n(AS)}{E_1(AS)} = 1 \\[3em] \displaystyle \lim_{\rho \rightarrow 1} \frac{E_n(WS)}{E_1(WS)} = 1 \end{array} \right\} \quad \text{für } n > 1 \qquad (5.27)$$

D.h. Je näher die Verkehrsdichte ρ an den Wert 1 heranrückt, desto weniger unterscheiden sich $E_n(AS)$ bzw. $E_n(WS)$ <u>relativ</u> von den Werten des einfachen Wartesystems.

Es beruhigt uns weiterhin, wenn wir erfahren, daß man (wiederum nach längeren mathematischen Rechenoperationen) folgendes Ergebnis für die <u>absoluten</u> Differenzen erhält:

$$(E_2(AS) - E_1(AS)) < \frac{1}{2} \qquad\qquad (5.29)$$

$$(E_2(WS) - E_1(WS)) < \frac{1}{2} \qquad\qquad (5.30)$$

$$(E_3(AS) - E_1(AS)) < \frac{10}{9} \qquad\qquad (5.31)$$

$$(E_3(WS) - E_1(WS)) < \frac{8}{9} \qquad\qquad (5.32)$$

$$(E_4(AS) - E_1(AS)) < \frac{59}{32} \qquad\qquad (5.33)$$

$$(E_4(WS) - E_1(WS)) < \frac{39}{32} \qquad\qquad (5.34)$$

$$\text{für } 0 \leq \rho < 1$$

Diese Betrachtungen versetzen uns in die Lage, ein $M/M/n_p$-Wartesystem (für $n_p \leq 4$) durch ein $M/M/1$-Wartesystem zu ersetzen unter gleichzeitiger Abschätzung des dabei gemachten Fehlers.

<u>Beispiel:</u> In einer Untersuchungsstelle, in der 3 Personen zeitlich parallel die gleiche Untersuchung ausführen, soll jede Person im Mittel 30 Minuten zur Ausführung einer Untersuchung benötigen. Mit welcher mittleren Warteschlange muß man rechnen, wenn die Ankunftrate der Kunden 1/11 Minuten beträgt?

Wir vereinfachen das Wartesystem zum Type $M/M/1$ mit

$$\lambda = \frac{1}{11}, \quad \mu = \frac{1}{30}, \quad \rho = \frac{\lambda}{3 \cdot \mu} = \frac{10}{11} \qquad\qquad (5.35)$$

Die mittlere Warteschlangenlänge im vereinfachten System beträgt

$$E_1(WS) = \frac{(10/11)^2}{1 - 10/11} \approx 9{,}1.$$

Davon weicht die mittlere Warteschlangenlänge des tatsächlichen
Wartesystems nach Gleichung (5.32) um weniger als 8/9 ab. Da sie
kleiner ist als im vereinfachten System, liegt sie etwa zwischen
8,2 und 9,1.

Wir haben also mit geringem Rechenaufwand ein Ergebnis erhalten,
das durchaus als Grundlage einer wohlüberlegten Entscheidung
dienen kann.

5.4 EINFLUSS UNGLEICHMÄSSIGER BEDIENZEITEN

Wir wollen einmal eine Bedienstelle genauer betrachten, die nur
zwei verschiedenartige Tätigkeiten ausführt: Eine, die nur kurz
dauert und die wir "Kurz"-Bedienung nennen, und eine, die wesentlich länger dauert, die wir "Lang"-Bedienung nennen. Wir wollen
berechnen, ob es überhaupt sinnvoll ist, auf eine organisatorische
Regelung hinzuwirken, bei der "Kurz"- und "Lang"-Bedienung ge-
trennt ausgeführt werden. Sinnvoll wäre dies etwa, wenn dadurch
die durchschnittliche Wartezeit für die Gesamtheit der Kunden gesenkt würde.
Das Zahlenbeispiel ist so gewählt, daß keine Widersprüchlichkeiten
entstehen können. Die "Kurz"-Bedienung soll dreimal so häufig verlangt werden wie die "Lang"-Bedienung. Die Ankünfte der zu Bedie-
nenden sollen "rein zufällig" erfolgen.

Die "Kurz"-Bedienung soll ca. 5 Minuten dauern.
Die "Lang"-Bedienung soll ca. 15 Minuten dauern.
Die mittlere Bedienzeit E(BZ) für "kurz und Lang" beträgt somit
$\frac{3}{4} \cdot 5 + \frac{1}{4} \cdot 15 = 15/2$ Minuten. Im Mittel soll alle 10 Minuten ein
Kunde (Patient, ...) ankommen.

Das Wartesystem hat dann folgendes Aussehen:

$$\xrightarrow{\text{Ankunftrate}} \boxed{\text{Bedienrate } \mu = \frac{2}{15}} \longrightarrow$$
$$\lambda = \frac{1}{10}$$

Die Verkehrsdichte ρ ist $\frac{3}{4}$.

Um eine Entscheidungsgrundlage zu haben, berechnen wir die mittlere Wartezeit E(WZ). Hierzu müssen wir die Pollaczek'sche Formel (Gleichung (4.18)) verwenden, da die Bedienzeit sicher nicht "rein zufällig" verteilt ist (sie nimmt nur die beiden Werte 5 Minuten und 15 Minuten an). Dazu benötigen wir eine geeignete Schätzung für die Streuung (siehe Tabelle 4.1, Gl. 4.5).

$$\sigma^2 = \frac{3}{4} \cdot (5-\frac{15}{2})^2 + \frac{1}{4} \cdot (15-\frac{15}{2})^2 = \frac{300}{16}, \text{ bzw.} \tag{5.36}$$

$$\text{die relative Streuung RS} = \sqrt{\frac{300}{16}} : \frac{15}{2} = \frac{\sqrt{3}}{3} = 0,5773 \tag{5.37}.$$

Wir erhalten also als mittlere Wartezeit E(WZ) für die gemischte Bedienung

$$E(WZ) = \frac{(\frac{3}{4})^2}{(1-\frac{3}{4}) \cdot \frac{1}{10}} \cdot \frac{1 + \frac{1}{3}}{2} = 15 \text{ Minuten} \tag{5.38}$$

Das folgende Wartesystem zeigt im Gegensatz dazu eine getrennte Bedienung der "Kurz"- und der "Lang"-Kunden. Da eine eventuelle Verbesserung nicht durch Ausweitung der Bedienkapazität zustande kommen soll (wir haben ja jetzt zwei Bedienstellen), müssen wir auch eine doppelte Ankunftrate zugrunde legen. Die "Kurz"-Bedienung soll wieder dreimal so häufig verlangt werden wie die "Lang"-Bedienung.

$$\text{Verkehrsdichten: } \rho_1 = \frac{\lambda_1}{\mu_1} = \frac{3}{4}, \quad \rho_2 = \frac{\lambda_2}{\mu_2} = \frac{3}{4} \tag{5.39}$$

<u>Anmerkung:</u> Die Trennung des Ankunftstroms in die zwei Teilströme
ist möglich, weil "Kurz"- und "Lang"-Bedienung im Mittel etwa
gleich viel zur Belastung einer Bedienstelle beitragen. (Hätten
wir z.B. im Mittel gleich viele "Kurz"-Kunden wie "Lang"-Kunden, so
ergäbe sich $\lambda_2 > \mu_2$, d.h. an der zweiten Bedienstelle kommen
mehr Kunden an, als abgefertigt werden können. Das Modell wäre dann
nicht anwendbar.)

Da jede Bedienstelle eine <u>konstante</u> Bedienzeit von 5 bzw. 15 Minuten hat, sind die relativen Streuungen RS_1 und RS_2 jeweils null.
Mit Hilfe der Pollaczek'schen Formel Gl. (4.18) können wir somit
wieder die mittleren Wartezeiten $E(WZ_1)$ und $E(WZ_2)$ berechnen.

$$E(WZ_1) = \frac{(\frac{3}{4})^2}{(1-\frac{3}{4}) \cdot \frac{3}{20}} \cdot \frac{1+0^2}{2} = 7,5 \text{ Minuten} \qquad (5.40)$$

$$E(WZ_2) = \frac{(\frac{3}{4})^2}{(1-\frac{3}{4}) \cdot \frac{1}{20}} \cdot \frac{1+0^2}{2} = 22,5 \text{ Minuten} \qquad (5.41)$$

Die mittlere Warteschlangenlänge ist für beide Bedienstellen die
gleiche, da die Verkehrsdichten ρ_1 und ρ_2 gleich sind.

Die Verkürzung der Wartezeit für die "Kurz"-Kunden muß offensichtlich von den "Lang"-Kunden mit einer Verlängerung ihrer Wartezeit
bezahlt werden. Wenn uns jede von Kunden gewartete Minute gleich
wertvoll ist, können wir eine gewichtete mittlere Wartezeit aus
beiden Typen bilden, nämlich

$$\frac{3}{4} \cdot E(WZ_1) + \frac{1}{4} \cdot E(WZ_2) = 11,25 \text{ Minuten} \qquad (5.42)$$

Gegenüber den 15 Minuten der gemischten Bedienung stellt dies eine
Verbesserung der Wartezeit um fast 4 Minuten dar.

Wir wollen nun sehen, welche Bedeutung die Annahme hatte, daß bei
getrennter Bedienung beide Bedienstellen gleich stark ausgelastet
werden ($\rho_1 = \rho_2 = 3/4$). Wir nehmen dazu an, das Verhältnis von
"Kurz"-Kunden zu "Lang"-Kunden ändere sich von 3 : 1 auf 4 : 1.

Die charakteristischen Daten der beiden Arten des Bedienens lauten
dann:

<u>gemischte Bedienung:</u>

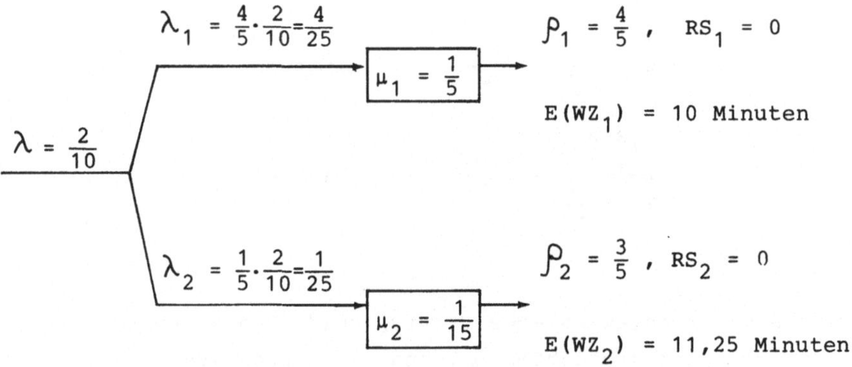

<u>getrennte Bedienung:</u>

Wenn uns wiederum jede von Kunden gewartete Minute gleich wertvoll
ist, erhalten wir für die getrennte Bedienung insgesamt eine mittlere Wartezeit von $\frac{4}{5} \cdot 10 + \frac{1}{5} \cdot 11,25 = 10,25$ Minuten.

Der Vergleich der Wartezeiten zwischen der gemischten und getrenn-
ten Bedienung zeigt uns, daß der Vorteil der gleichmäßigen Bedienzeit den Nachteil der ungleichmäßigen Auslastung in diesem Beispiel
noch überwiegt. Dies gilt nicht mehr, wenn wir das Verhältnis von
"Kurz"-Kunden zu "Lang"-Kunden noch weiter verschieben auf 5 : 1.
Dann setzen sich die Nachteile der ungleichmäßigen Belastung durch
und wir erhalten bei getrennter Bedienung eine 50 %ige Verlängerung
der Wartezeit gegenüber der gemischten Bedienung.

5.5 EINFLUSS UNGLEICHMÄSSIGER AUSLASTUNG

Wir wollen in diesem Kapitel dem Problem der ungleichmäßigen Belastung anhand eines Beispiels noch etwas nachgehen. Wir stellen uns hierzu wieder auf den Standpunkt des Kunden, der seine Wartezeit minimiert sehen möchte.

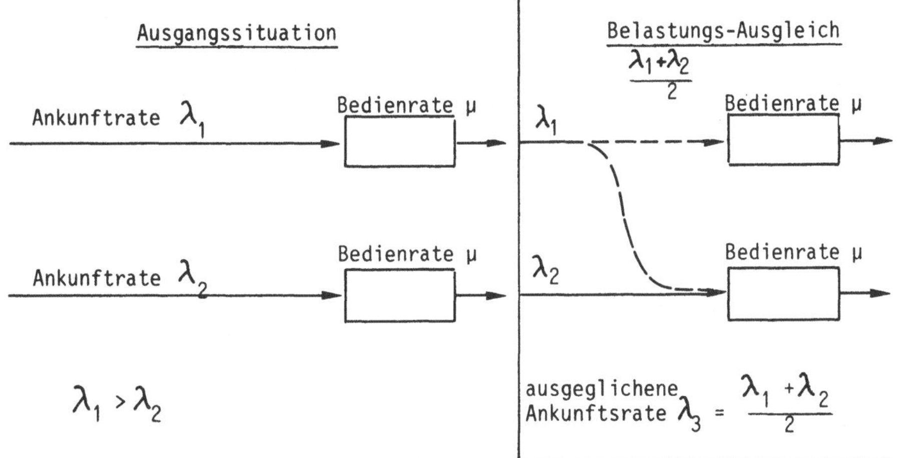

Ein Zahlenbeispiel soll den Effekt veranschaulichen. Die Bedienrate μ soll konstant $\frac{1}{7}$ sein; RS(BZ) = 1, weil "rein zufällig".

$\lambda_1 = \frac{1}{8}$, also $\rho_1 = \frac{7}{8}$, $E(WZ_1) = 49$

$\lambda_2 = \frac{1}{12}$, also $\rho_2 = \frac{7}{12}$, $E(WZ_2) = 9.8$

$\lambda_3 = \frac{5}{48}$, [*)] also $\rho_3 = \frac{\lambda_3}{\mu} = \frac{5 \cdot 7}{48 \cdot 1} = \frac{35}{48}$

$E(WZ_3) \approx 18{,}85$

Jede vom Kunden gewartete Minute ist gleich wertvoll.

Auf 3 Patienten, die im Mittel 49 min. warten müssen, kommen 2 Patienten, die im Mittel 9.8 min. warten müssen.

Die mittlere Wartezeit gilt für beide Patientenströme

$\frac{3}{5} \cdot 49$ min $+ \frac{2}{5} \cdot 9.8$ min $= 33{,}32$ min.
=========

18,85 min.
=========

*) Man kann leicht in den Fehler verfallen, zu folgern: Wenn hier alle 8 Minuten, und dort alle 12 Minuten ein Patient ankommt, dann kommt im Mittel alle 10 Minuten ein Patient. Ein extremes Beispiel zeigt den Logik-Fehler: Wenn etwa hier pro Minute und dort pro Stunde ein Patient ankommt, dann wird im Mittel etwa alle 2 Minuten ein Patient an eine der beiden Bedienstellen geleitet (und nicht pro halbe Stunde).

Es läßt sich übrigens zeigen, daß hinsichtlich Wartezeit die aus-
geglichene Belastung aller Bedienstellen die beste Lösung darstellt.
Das gilt auch, wenn mehr als zwei Bedienstellen vorhanden sind.

5.6 SICH WIEDERHOLENDE VERSORGUNG

5.6.1 Ansatz als zirkuläres Wartesystem

Auf einer Intensivstation sei N Patienten eine sie überwachende
Krankenschwester zugeordnet. Ab und zu erfordert es die Situation,
daß die Krankenschwester sich einige Zeit ganz der Versorgung
eines der Patienten widmet. Nach der Versorgung des Patienten
ist zu erwarten, daß sich ihm die Krankenschwester erst nach
längerer Zeit wieder zu widmen haben wird.

Die Frage, die uns hier beschäftigt, ist: Mit welcher Wahrscheinlichkeit kann ein Patient bei Bedarf nicht sofort von der überwachenden Krankenschwester versorgt werden, weil diese sich gerade einem anderen der N Patienten widmen muß?

Die nachfolgend skizzierte Situation können wir als zirkuläres
Wartesystem (im Englischen als "machine-minding" bezeichnet)
auffassen.

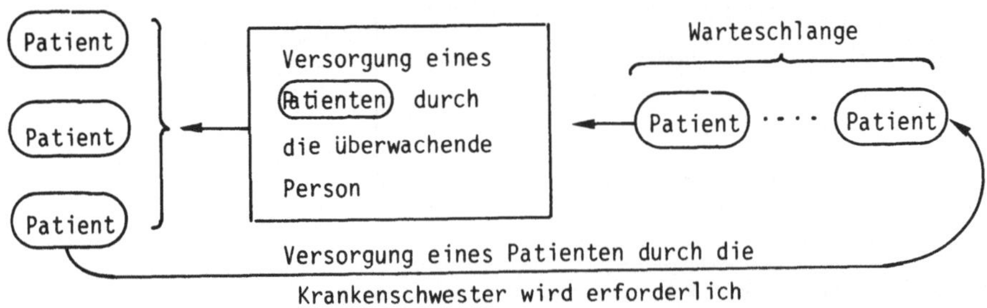

Bild 5.6: Zirkuläres Wartesystem

Insgesamt betrachten wir immer die N Patienten. Die Zustände eines jeden der N Patienten aus der Sicht des Wartesystems können sein:

a) Er bedarf zur Zeit keiner Versorgung durch die überwachende Person.

b) Er bedarf der Versorgung durch die überwachende Person, kann aber nicht sofort versorgt werden, d.h. er muß warten.

c) Er wird gerade von der überwachenden Person versorgt.

Ein Patient kann wie in einem Kreislauf wiederholt die Zustände a) bis c) durchlaufen, wobei der Zustand b) möglichst selten eintreten sollte.

Aus der offensichtlichen Tatsache, daß die Warteschlange die Länge N nie übersteigen kann, erkennen wir bereits, daß wir das Warteschlangen-Modell des Kapitels 3 modifizieren müssen. Außerdem hängt die Ankunftrate für zu versorgende Patienten von der aktuellen Länge der Warteschlange in folgender Weise ab:

Wir nehmen an, alle N Patienten befänden sich im Zustand a) des Nicht-versorgt-werden-müssens. Die Wahrscheinlichkeit, daß im kurzen Zeitraum der Länge Δt irgendeiner der N Patienten versorgt werden muß, sei N $\cdot$ λ $\cdot \Delta t$. Diese Wahrscheinlichkeit nimmt linear ab, je weniger Patienten sich im Zustand a) befinden (Spalte 2 in Tabelle 5.2).

Anzahl der Patienten im Zustand a)	Wahrscheinlichkeit, daß irgendein Patient den Zustand a) verläßt	Anzahl der Patienten im Zustand b)	Anzahl der Patienten im Zustand c)
N	N $\cdot \lambda \cdot \Delta t$	0	0
N $-$ 1	(N$-$1) $\cdot \lambda \cdot \Delta t$	0	1
N $-$ 2	(N$-$2) $\cdot \lambda \cdot \Delta t$	1	1
.	.	.	.
.	.	.	.
.	.	.	.
1	1 $\cdot \lambda \cdot \Delta t$	N $-$ 2	1
0	0	N $-$ 1	1

Tab. 5.2: Zustandstabelle für ein zirkuläres Wartesystem

λ kann als Wiederkehrrate interpretiert werden. $\frac{1}{\lambda}$ ist dann die Zeit, die im Mittel vergeht, bis derselbe Patient wieder versorgt werden muß.

Das aus Kapitel 3 bekannte Diagramm der Intensitäten der Zustandsübergänge sieht demnach so aus:

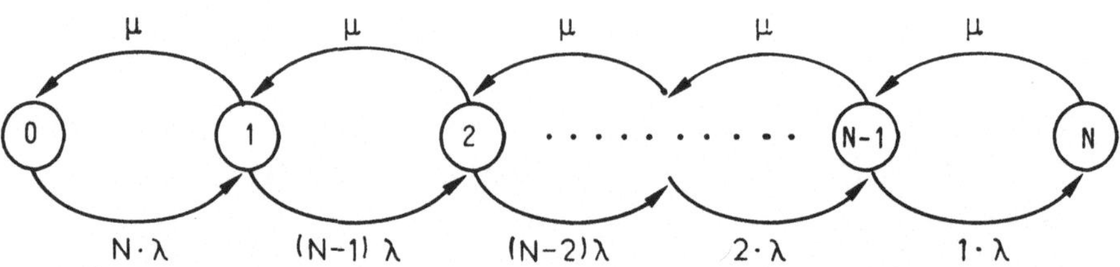

<u>Bild 5.7:</u> Zustandsdiagramm für ein zirkuläres Wartesystem

(j) bedeutet, daß sich j Patienten in den Zuständen b) oder c) befinden. Die Ankunftrate (Pfeile nach rechts) verändert sich, während die Bedienrate (Pfeile nach links) konstant bleibt. Aus dem Diagramm lassen sich analog zu Kapitel 3.3 wieder die Gleichungen für das Verhalten des Wartesystems auf lange Sicht bilden:

$$N \cdot \lambda \cdot W_0 = \mu \cdot W_1 \qquad \text{für den Übergang} \quad \text{⓪⟶①} \qquad (5.43)$$

$$(N-(j-1)) \cdot \lambda \cdot W_{j-1} + \mu \cdot W_{j+1} = ((N-j) \cdot \lambda + \mu) \cdot W_j \quad \text{für } j = 1,..,N-1 \quad (5.44)$$

$$\lambda \cdot W_{N-1} = \mu \cdot W_N \qquad \text{für den Übergang} \quad \text{(N-1)⟶(N)} \qquad (5.45)$$

Da W_0, W_1, ..., W_N Wahrscheinlichkeiten sind, also $\sum\limits_{j=0}^{N} W_j = 1$,
erhalten wir durch rekursive Auflösung folgende Formel:

$$W_0 = 1/\left(1+N\cdot\frac{\lambda}{\mu}+N(N-1)\left(\frac{\lambda}{\mu}\right)^2+\ldots N!\left(\frac{\lambda}{\mu}\right)^N\right) \tag{5.46}$$

und

$$W_j = W_0\cdot N\cdot(N-1)\ldots(N-(j-1))\cdot\left(\frac{\lambda}{\mu}\right)^j \quad \text{für } j = 1, \ldots, N \tag{5.47}$$

Insbesondere gilt

$$W_1 = W_0 \cdot N \cdot \frac{\lambda}{\mu} \tag{5.48}$$

Wir können nun das Beispiel mit der Intensivstation durchrechnen.
Die überwachende Person soll für N = 6 Patienten zuständig sein
und für die Versorgung eines Patienten im Mittel 5 Minuten benötigen. Im Mittel soll es 2 Stunden = 120 Minuten dauern, bis
jeweils der gleiche Patient erneut versorgt werden muß. Unsere
charakteristischen Wartesystemgrößen haben dann die Werte:

$$\lambda = \frac{1}{120 \text{ min.}} \qquad \mu = \frac{1}{5 \text{ min.}} \qquad \frac{\lambda}{\mu} = \frac{1}{24}$$

$$W_0 = 1/\left(1 + 6\cdot\frac{1}{24} + 6\cdot5\cdot\left(\frac{1}{24}\right)^2 + 6\cdot5\cdot4\cdot\left(\frac{1}{24}\right)^3 + 6\cdot5\cdot4\cdot3\cdot\left(\frac{2}{24}\right)^4 + \right.$$

$$\left. 6\cdot5\cdot4\cdot3\cdot2\cdot\left(\frac{1}{24}\right)^5 + 6\cdot5\cdot4\cdot3\cdot2\cdot1\cdot\left(\frac{1}{24}\right)^6\right) \approx 0,762$$

$$W_1 = W_0\cdot6\cdot\left(\frac{1}{24}\right)^1 \approx 0,190$$

$W_0 \approx 0,762$ besagt, daß etwa 76,2 % der Zeit keiner der 6 Patienten versorgt werden muß.
$W_1 \approx 0,190$ besagt, daß während etwa 19 % der Zeit genau einer
der 6 Patienten versorgt wird.
$1 - (W_0 + W_1) \approx 0,049$ besagt, daß während etwa 4,9 % der Zeit
mindestens einer der 6 Patienten auf seine Versorgung warten muß.
Dieser Wert stellt einen Indikator für "Nicht-sofort-versorgt-
werden" dar.

Um die Empfindlichkeit des Wartesystems zu prüfen, wollen wir einige weitere Konstellationen durchrechnen. Wir nehmen an, daß der Durchschnittswert für die Zeitabstände, in denen ein Patient im Mittel erneut versorgt werden muß, nicht beeinflußbar ist.

Die verschiedenen Konstellationen sind in Tabelle 5.3 tabellarisch dargestellt.

Die letzte Zeile bringt die mit einer brauchbaren Näherungsformel berechneten Werte für "Nicht-sofort-versorgt-werden". Der Vergleich der beiden unteren Zeilen zeigt, daß die Näherungswerte immer auf der pessimistischen Seite liegen. Die Näherungsformel gestattet also die Aussage: "Höchstens x % können nicht sofort versorgt werden".

Die "Intensivstation" ist ein Beispiel für ein zirkuläres Wartesystem. Zirkuläre Wartesysteme treffen wir überall da an, wo eine feste Zahl von Kunden (z.B. Personen, Apparate, Proben) wiederkehrend bedient, gewartet oder versorgt werden müssen.

Die Folgerung aus unserem Beispiel gilt für alle zirkulären Wartesysteme. Sie lautet: Sowohl die Wiederkehrrate λ , wie die Bedienzeit μ, als auch die Anzahl N der Kunden wirken sich stark auf die Wahrscheinlichkeit für "Nicht-sofort-versorgt (bedient, repariert) -werden" aus. Die Auslegung des zirkulären Wartesystems mit Bedienpersonal ist daher bei jeder Änderung von λ , μ, N erneut zu überprüfen.

Verschiedene Konstellationen des Beispiels "Intensivstation"	Bisherige Situation	Überwachende Person hat einen Patienten weniger zu betreuen	Überwachende Person beschäftigt sich deshalb länger mit einem Patienten 6 Min. (bisher 5)	Überwachende Person hat zwei Patienten mehr zu betreuen und beschäftigt sich deshalb kürzer mit einem Patienten: 4 Min. (bisher 5)	Überwachende Person hat nochmals zwei Patienten mehr zu betreuen
Charakteristische Eingabewerte	$N = 6$ $\lambda = \frac{1}{120}$ $\mu = \frac{1}{5}$	$N = 5$ $\lambda = \frac{1}{120}$ $\mu = \frac{1}{5}$	$N = 5$ $\lambda = \frac{1}{120}$ $\mu = \frac{1}{6}$	$N = 8$ $\lambda = \frac{1}{120}$ $\mu = \frac{1}{4}$	$N = 10$ $\lambda = \frac{1}{120}$ $\mu = \frac{1}{4}$
Ergebniswerte	$W_0 = 0,762$ $W_1 = 0,190$	$W_0 = 0,801$ $W_1 = 0,167$	$W_0 = 0,764$ $W_1 = 0,191$	$W_0 = 0,745$ $W_1 = 0,199$	$W_0 = 0,681$ $W_1 = 0,227$
$1 - (W_0 + W_1) =$ Indikator für "Nicht-sofort-versorgt-werden"	0,049	0,032	0,045	0,066	0,092
Näherungsformel für Indikator "Nicht-sofort-versorgt-werden" $(N \cdot \frac{\lambda}{\mu})^2$	0,062	0,043	0,062	0,071	0,111

<u>Tabelle 5.3:</u> Charakteristische Werte für verschiedene Situationen einer Intensivstation

6. <u>SIMULATIONSMETHODEN</u>

Bei den bisher besprochenen Beispielen für Wartesysteme haben wir
gemessene Werte in Formeln eingesetzt und daraus weitere nützliche
Kenngrößen berechnet. Dies war möglich, weil wir einige verein-
fachende Annahmen getroffen haben. Die Theorie der Warteschlangen
hält auch für den Fall, daß diese Vereinfachungen nicht mehr zu-
lässig sind, analytische Modelle bereit. Leider ergeben die analytischen Modelle bald unhandliche Formeln und der Erfassungsaufwand
für ihre Kenngrößen schnellt mit Komplizierterwerden der Modelle
in die Höhe. Statt dessen bietet sich manchmal an, das Wartesystem
zu simulieren.

6.1 <u>EINSATZMÖGLICHKEITEN DER SIMULATION BEI WARTESCHLANGENPROBLEMEN</u>

Wir wollen uns zunächst klar machen, in welchen Fällen es sich besonders lohnt, die Simulationsmethode einzusetzen.

(i) <u>Komplexe Struktur des Wartesystems</u>

Die Wartesysteme, die wir bisher formelmäßig beschreiben können, besitzen eine einfache Struktur, z.B.

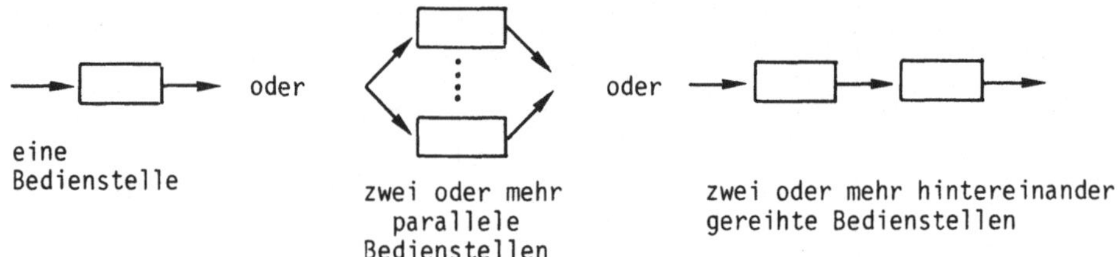

<u>Bild 6.1:</u> Wartesysteme mit einfacher Struktur

Schon die komplexere Struktur des nachfolgenden Wartesystems,
in dem sich Kundenströme aufteilen und vermischen, läßt sich
erfolgreich nur noch mit der Simulationsmethode untersuchen.

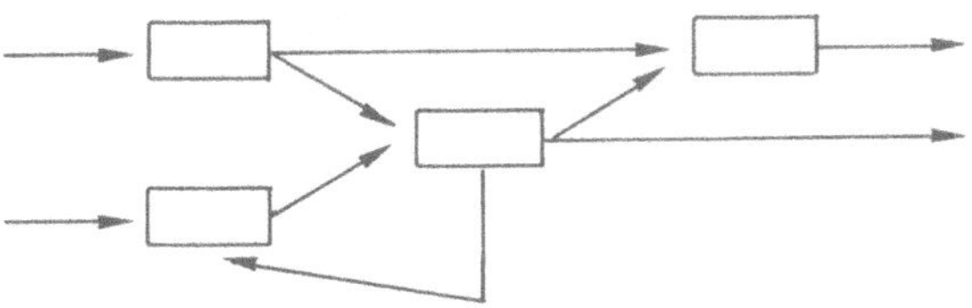

Bild 6.2: Wartesystem mit Rückkoppelung

(ii) Nichtstationäres Verhalten

Simulation empfiehlt sich weiterhin immer dann, wenn wir aus dem Verhalten "auf lange Sicht" nicht die erhofften Rückschlüsse ziehen können. Dies ist der Fall, wenn wir einen begrenzten Zeitraum mit charakteristischem Verlauf betrachten müssen. Das nachfolgende Bild gibt ein Beispiel hierfür.

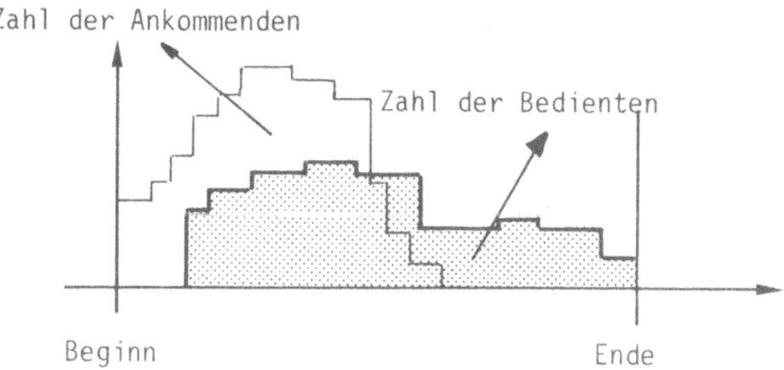

Bild 6.3: Nichtstationäres Ankommen der Kunden

Hier können statt der Durchschnittswerte (z.B. für die Wartezeit oder die Länge der Warteschlange) auch die maximale Zahl der Wartenden und der Abschlußzeitpunkt der letzten Bedienung aufschlußreich sein.

(iii) <u>Unkenntnis über statistische Verteilungen</u>

Simulation bietet sich ebenso an, wenn eine der beiden Annahmen "zufälliges Eintreffen" oder "zufällige Bedienzeit" nicht mehr erfüllt ist.

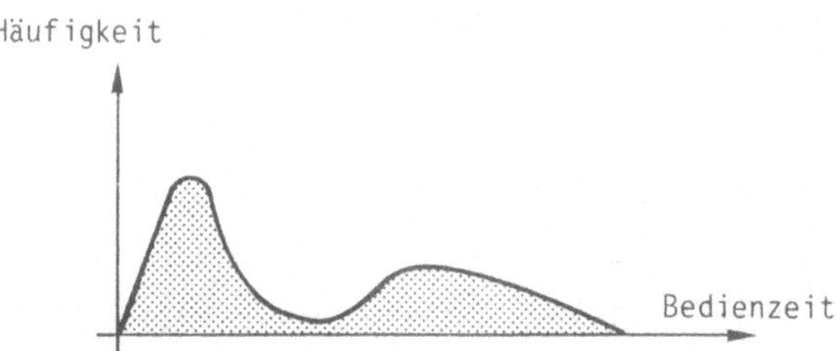

<u>Bild 6.4:</u> Mischverteilung

Diese Verteilung der Bedienzeit kann zustande kommen, wenn z.B. in einer Behandlungsstation ein Teil der Patienten nur kurz gesichtet wird, um an eine andere Bedienstelle verwiesen zu werden und der Rest an Ort und Stelle behandelt wird.

(iv) <u>Veränderung des Wartesystems selbst</u>

Simulation bietet sich schließlich an, wenn das Eintreten bestimmter Ereignisse das Wartesystem selbst wesentlich verändert. Das folgende Bild ist ein Beispiel hierfür.

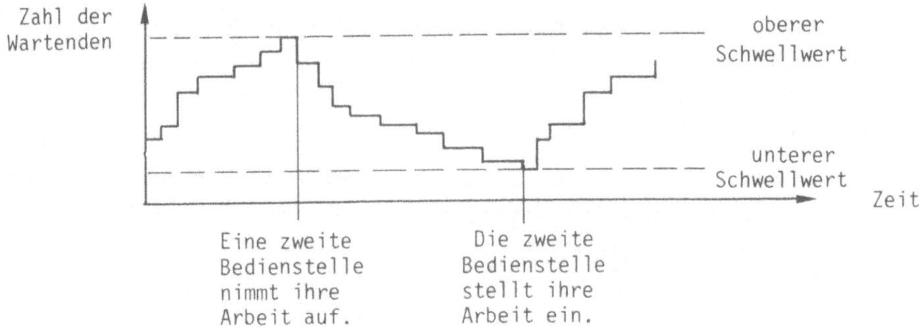

<u>Bild 6.5:</u> Äußere Eingriffe in das Wartesystemverhalten

6.2 SIMULATIONSANSÄTZE

Nachdem wir ungefähr wissen, _wann_ sich das Verhalten eines Wartesystems besser mittels Simulation beschreiben läßt, wollen wir
wissen, _wie_ ein Wartesystem simuliert werden kann. Wir wählen
hierfür Beispiel 1 aus Kapitel 2, nämlich den Verlauf einer ärzt-
lichen Sprechstunde, deren zeitlichen Verlauf wir folgendermaßen
veranschaulichen können:

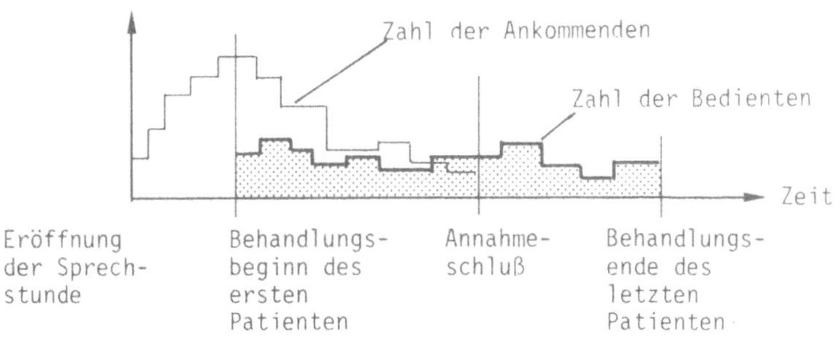

Bild 6.6: Zeitlicher Ablauf einer Sprechstunde

Wir wollen wissen, wieviele Patienten insgesamt die Sprechstunde
besuchen; wann der erste Patient kommt; wann die Behandlung des
letzten Patienten beendet ist; wie lange ein Patient maximal warten muß; wie lange die Zeit vom Eintreffen des Arztes bis zum Ende
der Sprechstunde ist; welches die längste Bedienzeit eines Patienten ist; wieviele Patienten sich maximal im Warteraum befinden;
wie oft mehr als n Patienten warten; usw.

Um diese Fragen beantworten zu können, simulieren wir den Verlauf
der Sprechstunde und merken uns bzw. zählen die uns interessierenden Zahlenwerte.

Das Simulieren könnten wir notfalls selbst mit Papier, Bleistift
und Würfelbecher ausführen. Diese Aufgabe überlassen wir heutzu-
tage dem Rechner, dem es auch keine Mühe bereitet, den ganzen
Verlauf der Sprechstunde (mit jeweils veränderten Zufallswerten)
beliebig oft zu simulieren.

Man kann sich das Simulieren eines Geschehens, hier den Verlauf einer Sprechstunde, so vorstellen, als ob der Rechner eine Reihe von Momentaufnahmen machte. <u>Wir</u> haben dabei festzulegen

- was auf einer jeden Momentaufnahme abgebildet sein muß, <u>und</u>

- welches die geeigneten Zeitpunkte sind, um Momentaufnahmen zu machen.

Bei der Wahl der Zeitpunkte für Momentaufnahmen gibt es prinzipiell zwei Möglichkeiten:

<u>1. Möglichkeit:</u> (Zeitfolgesimulation)
Es wird in kurzen, <u>regelmäßigen</u> Zeitabständen eine <u>Momentaufnahme</u> gemacht. Bei dieser Gelegenheit wird geprüft, ob seit der letzten Aufnahme ein relevantes Ereignis (z.B. die Ankunft eines Patienten) eingetreten ist.

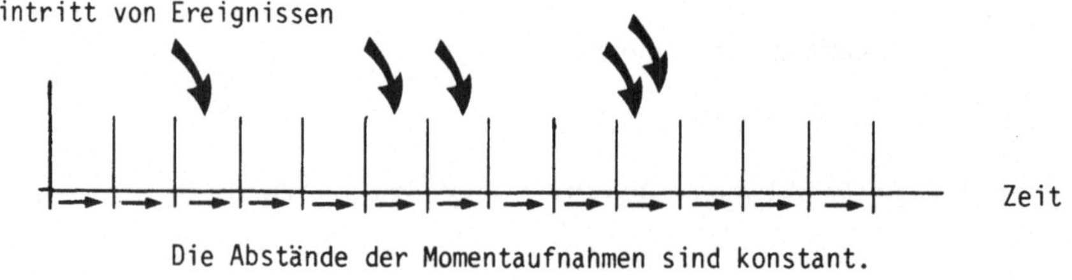

<u>Bild 6.7:</u> Konstante Zeitabstände bei der Zeitfolgesimulation

<u>2. Möglichkeit:</u> Ereignisfolgesimulation
Es wird aufgrund der gegenwärtigen Situation bestimmt, wann das nächste relevante Ereignis eintreten wird. Zu diesem neu bestimmten Zeitpunkt wird die nächste Momentaufnahme gemacht werden.

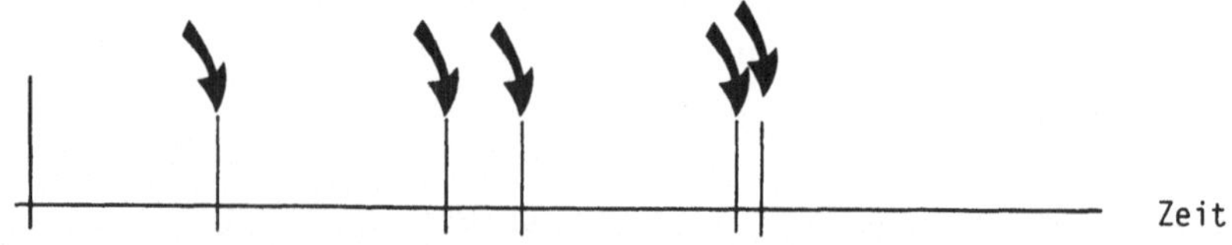

<u>Bild 6.8:</u> Zeitabstände bei der Ereignisfolgesimulation

Eine allgemeine Regel für die Wahl der geeigneten Simulationsweise
kann hier nicht gegeben werden. Es wird empfohlen, ein einfaches
Beispiel auf beide Arten zu simulieren. In einem konkreten Fall
ist es schließlich die Anzahl der Ereignisse, ihre gegenseitige
Verflechtung und die persönliche Geneigtheit des Bearbeiters, die
zusammen den Ausschlag für eine der beiden Simulationsmethoden
geben.

Kehren wir zurück zur Sprechstunde, deren Verlauf wir simulieren
wollen. Die uns interessierenden Ereignisse sind hier:

- der Aufnahmebeginn für Patienten

- die Ankunft eines Patienten

- der Beginn der Behandlung eines Patienten (dies soll zugleich
  der Abschluß der Behandlung des vorangehenden Patienten sein)

- der Aufnahmeschluß für Patienten

- der Abschluß der Behandlung des letzten Patienten.

In Bild 6.9 sind zwei uns interessierende Ereignisströme "Eintreffen von Patienten" und "Behandlung von Patienten" auf die gemeinsame Zeitachse projiziert. Dadurch erfolgt eine für die Simulation notwendige, chronologische Einordnung der unterschiedlichen
Ereignisse.

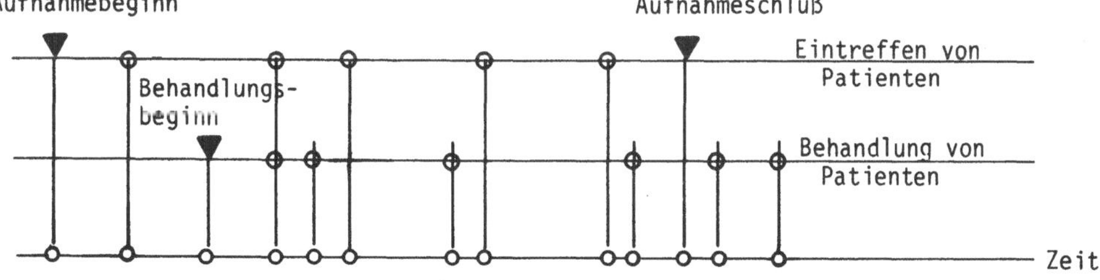

<u>Bild 6.9:</u> Projektion verschiedener Ereignisketten auf
eine gemeinsame Zeitachse

Die Simulation kann auch nur einen bestimmten Zeitraum erfassen.
Wir müssen also für das zu simulierende Geschehen einen Anfang-
Zeitpunkt und einen Ende-Zeitpunkt festlegen. Der Anfang-Zeit-
punkt ist in unserem Fall der Aufnahmebeginn, der Ende-Zeitpunkt
ist der Abschluß der Behandlung des letzten Patienten.

Wenn wir uns für die erste Methode entscheiden, nämlich Momentaufnahmen in gleichbleibenden Zeitabständen zu machen, stehen wir vor
der Wahl der Größe der Zeitabstände. Eine Momentaufnahme z.B. pro
Sekunde wäre ein zu feines Raster. Die allermeisten Momentaufnahmen
würden sich von ihren vorhergehenden nicht unterscheiden. Außerdem
werden die Ereignisse (z.B. die maximale Wartezeit) gar nicht mit
der Genauigkeit von Sekunden benötigt.

Eine Momentaufnahme pro Viertelstunde wäre jedoch ein zu grobes
Raster, da dann die Reihenfolge der Ereignisse, die sich innerhalb
einer Viertelstunde abspielen, vernachlässigt würde und die Ergebnisse zu ungenau werden könnten. Wir wählen also als Bildfrequenz
eine Momentaufnahme pro Minute. Bei einer zu simulierenden Gesamt-
zeit von ca. 5 Stunden ergibt dies ca. 300 Momentaufnahmen. Das
genannte Beispiel soll andeuten, daß als erstes eine geeignete
Wahl des Zeitrasters getroffen werden muß.

Damit ein Rechner für uns die gewünschte Simulation ausführen kann,
haben wir ihm zweierlei Arten von Information zur Verfügung zu
stellen:

Erstens: Das vom Rechner auszuführende Simulationsprogramm. Darin
          ist u.a. die Struktur des Wartesystems beschrieben. In
          unserem Fall ist es die Struktur eines einfachen Warte-
          systems

Zweitens: Eingabedaten für das Simulationsprogramm. Wenn etwa die
          Verteilung der Bedienzeiten nicht "rein zufällig" ist,
          so muß dem Simulationsprogramm die Form der Bedienzeit-
          verteilung mitgeteilt werden.

Dieser einfache Zusammenhang ist in der nachfolgenden Zeichnung
noch einmal dargestellt.

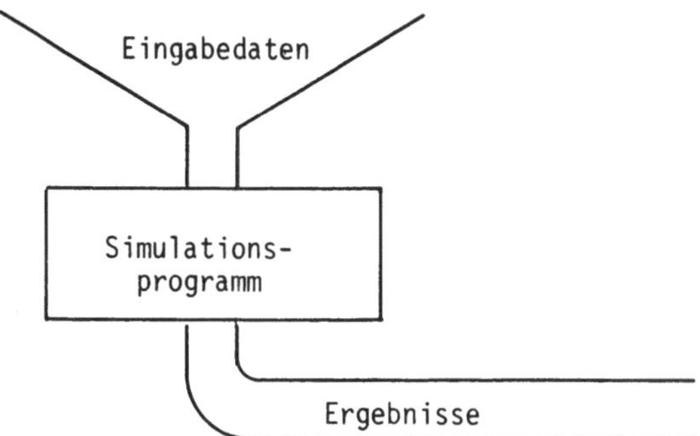

Bild 6.10: Aufbau eines Simulationslaufes

6.3 SIMULATIONSPROGRAMM

Um ein Simulationsprogramm zu schreiben, bedarf es einiger Vorkenntnisse darüber, wie der Rechner ein solches Programm verarbei-
tet. Wir wollen hier an unserem Beispiel "Sprechstunde" versuchen,
Vorkenntnisse zu schaffen, indem wir darauf eingehen, wie ein
Rechner den Verlauf der Sprechstunde intern simulieren kann.

Internes Vorgehen des Rechners

Wir sehen in Bild 6.11 sechs Uhren: Drei Uhren mit starrer Uhrzeit
(schraffiert: A, B, D) und drei Uhren mit variabler Uhrzeit (C, E,
S).

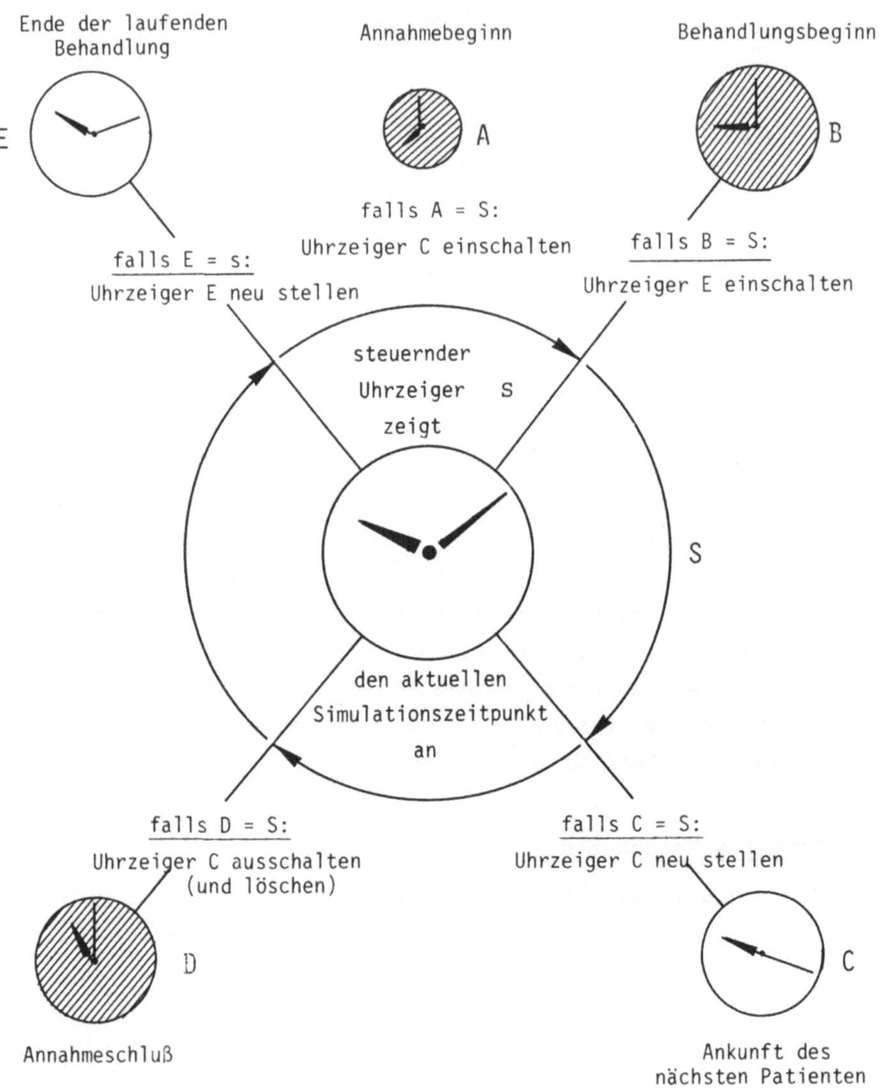

Bild 6.11: Interne Steuerung des Simulationsprogrammes
"Sprechstunde"

Der steuernde Uhrzeiger S rückt minutenweise vor und prüft die
fünf weiteren Uhren auf Gleichheit mit seiner Zeit.
Die erste Gleichheit stellt Uhr S mit Uhr A zur Zeit "Annahmebe-
ginn" fest. Zu diesem Zeitpunkt schaltet die Steueruhr S die Uhr C
ein.

Die Uhr C rückt ungleichmäßig vor. Sie springt von Ankunftszeitpunkt zu Ankunftszeitpunkt, und zwar immer dann, wenn die Steueruhr S und die Uhr C dieselbe Zeit anzeigen.
Nach einiger Zeit wird die Uhrzeit "Behandlungsbeginn" auf der
Uhr B erreicht. Die Uhr E wird eingeschaltet und das Ende der Behandlung des ersten Patienten angezeigt. Nach einer längeren Zeit,
in der immer nur die Uhren C und E vorgerückt werden, wird schließlich die Zeit "Annahmeschluß" auf der Uhr D erreicht. Der Uhrzeiger C wird angehalten und eine eventuell noch angekündigte An-
kunftszeit eines weiteren Patienten wird gelöscht; denn dieser
Patient wird ja nicht mehr angenommen. Die Simulation endet beim
Neustellen des Uhrzeigers E, falls dieser bereits eine spätere
Zeit als Uhrzeiger D zeigt und kein Patient mehr wartet, d.h. alle
angenommenen Patienten behandelt worden sind.
Während der steuernde Uhrzeiger S minutenweise vorrückt, nimmt der
Rechner den neuen Zustand des Wartesystems auf und fügt ihn seinem
Gedächtnis hinzu. Er hält von jedem <u>Patienten</u> gewisse Zeitpunkte
fest, um später u.a. die mittlere und die maximale Wartezeit berechnen zu können. Diese auf den Patienten bezogene Informationen
speichert sich der Rechner gleichsam in einer Tabelle, wie nachfolgend dargestellt ab:

lfd. Nr. des Patienten	1	2	3	...
Zeitpunkt seiner Ankunft	8.05	8.14	8.19	...
Zeitpunkt des Beginns seiner Behandlung	9.00	9.02	9.05	...
Zeitpunkt des Endes seiner Behandlung	9.02	9.05	9.16	...
Wartezeit in Minuten	55	48	46	...

<u>Tabelle 6.1:</u> Auf den Patienten bezogene Informationen

Zum anderen hält der Rechner von jedem <u>Zeitpunkt</u> gewisse Informationen über Patienten fest, um später u.a. die mittlere und die
maximale Länge der Warteschlange berechnen zu können. Diese auf
den Zeitpunkt bezogenen Informationen werden ebenfalls in einer
Tabelle gespeichert.

Zeitpunkt	...	8.59	9.00	9.01	9.02	9.03	9.04	9.05	...
Lfd. Nr. des in Behandlung befindlichen Patienten	...	0	1	1	2	2	2	3	...
Lfd. Nr. des zuletzt angekommenen Patienten	...	7	7	8	8	8	8	8	...
Länge der Warteschlange	...	7	6	7	6	6	6	5	...

__Tabelle 6.2:__ Auf den Zeitpunkt bezogene Informationen

Es ist noch offengeblieben, wonach der Rechner die Ankunftszeit des nächsten Patienten und die Dauer der laufenden Behandlung bestimmt. Hierzu brauchen wir jetzt die Eingabedaten, d.h. die in der Praxis gemessenen oder geschätzten Werte über die Verteilung der Zwischenankunftszeiten und der Bedienzeiten. Die nachfolgende Tabelle zeigt die auf ganze Minuten aufgerundeten Behandlungsdauern und ihre entsprechenden Häufigkeiten.

Behandlungsdauer in Minuten	2	3	4	5	....	30
Häufigkeit	0.04	0.07	0.11	0.15	....	0.05

__Tabelle 6.3:__ Eingabedaten über Behandlungsdauern

Der Rechner verknüpft diese Eingabedaten mit dem Programm in folgendem Zweierschritt:

__Schritt 1:__
Der Rechner zieht mit Hilfe eines Zufallsgenerators wie in der Lotterie einen Wert zwischen 0 und 1.

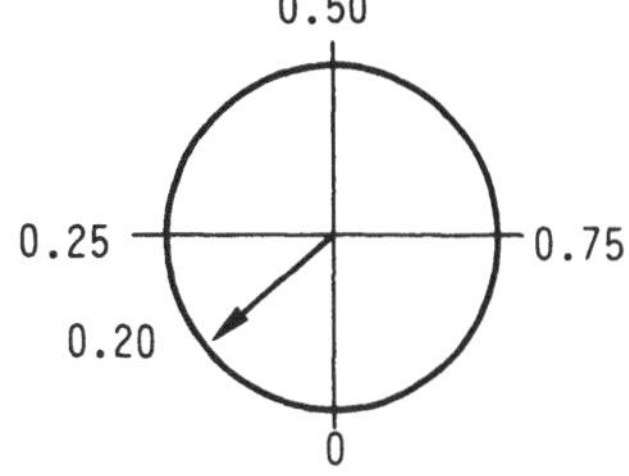

Der Zeiger des Generators bleibt bildlich gesprochen an irgendeiner Stelle der Zahlenskala stehen, z.B. bei der Zahl 0,20.

<u>Bild 6.12:</u> Zufallszahlenuhr

<u>Schritt 2:</u>

Mit dieser Zahl 0,20 geht der Rechner in die Eingabeliste: Häufigkeit der einzelnen Behandlungsdauern!
Hierzu hat sich der Rechner diese Eingabedaten etwas aufbereitet. Er findet den Wert 0,20 der Behandlungsdauer 3 - 4 Minuten zugeordnet, und da wir vereinbart hatten, daß nach oben aufgerundet wird, weiß der Rechner nun, daß die Behandlungsdauer des aktuellen Patienten 4 Minuten beträgt. Der Rechner rückt also den Uhrzeiger E um 4 Minuten vor. In ähnlicher Weise geht er bei der Bestimmung der Ankunft eines weiteren Patienten vor.

6.4 <u> ERGÄNZENDE BEMERKUNGEN</u>

Das gezeigte Beispiel "Sprechstunde" hat eine Vorstellung darüber vermittelt, wie sich ein Wartesystem simulieren läßt. Das Beispiel hat eine einfache Struktur mit <u>einer</u> Warteschlange und <u>einer</u> Bedienstelle. Dies wäre an sich noch kein Grund, der Simulation den Vorzug gegenüber einer formelmäßigen Beschreibung zu geben. An dieser Simulation läßt sich jedoch dreierlei gut zeigen, nämlich:

i.   welchen Einfluß der Anfangszustand auf den gesamten Verlauf hat,

ii.   wie sich ein singuläres Ereignis, z.B. der Aufnahmeschluß auswirken kann,

iii. daß sich neben Durchschnittswerten ebenso leicht Maximal- und Minimalwerte gewinnen lassen (die manchmal von größerem Interesse sein können als Durchschnittswerte).

Die Vorarbeiten, die man bei der Simulation eines Wartesystems erledigen muß, sind wesentlich anders geartet, als bei einer analytischen Beschreibung. Die folgende Gegenüberstellung soll dies veranschaulichen:

Eingrenzen des Problems Herausarbeiten der Struktur des Wartesystems	
Entscheidung über methodisches Vorgehen	
Analytische, formelmäßige Beschreibung	Simulation
Auswählen der Formeln	Schreiben eines Simulationsprogrammes
Messen der in die Formeln einzusetzenden Parameter	
Einsetzen in die Formeln; Berechnung der Ergebnisse ggf. mit Hilfe von Tabellen	
Wiederholtes Einsetzen mit variierten Parametern	Messen der als Eingabe-daten zu verwendenden Parameter
	Ausführen des Simulationspro-gramms und Ausdrucken der Ergebnisse
	Wiederholtes Ausführen mit variierten Parametern

<u>Bild 6.13:</u> Gegenüberstellung des Arbeitsaufwandes
von analytischem Ansatz und Simulation

Die Gegenüberstellung soll gleichzeitig zum Ausdruck bringen,
worin der jeweilige Vorzug und Nachteil gegenüber dem konkurrieren-
den Ansatz liegen.

i) Analytischer Ansatz:

   Vorteil: schnell erstellt

   Nachteil: zeitraubende Parameterbestimmung

   geeignet für: einmaligen Einsatz

ii) Simulation:

   Vorteil: mühelose Parametervariation

   Nachteil: zeitaufwendige Programmierung

   geeignet für: wiederholte Untersuchungen

Offensichtlich ist der hohe Aufwand für die Programmentwicklung
ein Charakteristikum der Simulationsmethode. Von daher wird ver-
ständlich, daß der erfolgreiche Einsatz der Simulationsmethode
eingehende Programmierkenntnisse voraussetzt.

Für den interessierten Leser, der sich selbst an die Programmierung
eines Simulationsmodells wagen will, folgen nun einige praktische
Hinweise. Wer nicht die Zeit oder die Neigung dazu hat, sich entsprechende Kenntnisse anzueignen, möge sich an einen Spezialisten
wenden.

Grundsätzlich kann man zur Simulation jede <u>universelle höhere Pro-
grammiersprache</u> wie FORTRAN, PL/I, ALGOL oder auch COBOL verwenden.
Daneben gibt es einige spezielle <u>Simulationssprachen</u> wie GPSS V,
SIMULA, SIMSCIPT oder SIMPL/I. Die letztgenannten Sprachen sind
besonders dazu geeignet, die Programmierung von Simulationsmodel-
len zu vereinfachen und zu erleichtern.

Die Vorteile einer Simulationssprache kommen jedoch erst für den-
jenigen voll zum Tragen, der bereits Erfahrung im Programmieren
besitzt. Erinnern wir uns an das vorhin besprochene Beispiel
"Sprechstunde". Das Programmieren dieses Beispiels in einer höheren
Programmiersprache würde bedeuten, daß wir uns noch mit eigentlich
rechnerinternen Details befassen müßten. Wir hätten u.a. die beiden
Tabellen mit den patientenbezogenen bzw. zeitpunktbezogenen Informationen selbst zu verwalten und den steuernden Uhrzeiger S sowie
die anderen veränderbaren Uhrzeiger A - E selbst zu stellen. Simulationssprachen nehmen uns diese Mühen ab.

Simulationssprachen helfen also gegenüber universellen Programmier-
sprachen den Programmieraufwand zu verringern, sind aber leider
nicht so weit verbreitet und normiert. Wer z.B. FORTRAN- oder COBOL-
Kenntnisse besitzt, kann diese Kenntnisse auf fast jedem Rechner
eines beliebigen Rechnerherstellers zur Anwendung bringen. Wer
sich hingegen die Logik einer bestimmten Simulationssprache ange-
eignet hat, hat es nicht so leicht, auf die Logik einer Simulationssprache eines anderen Rechnerherstellers umzudenken. Dieser
Umstand bringt die Vorteile einer Simulationssprache gegenüber
einer universellen höheren Programmiersprache wieder etwas zum
Schwinden.

Hat nun jemand ein Problem, das er mit der Simulationstechnik
lösen möchte, so sei ihm zum Abschluß dieses Kapitels geraten,
immer mit einem einfachen Modell zu beginnen, und entsprechend
wachsender Problemeinsicht und gesteigertem Erkenntnisinteresse
zu komplexeren Modellen fortzuschreiten. Die Erkenntnisse bei den
einfacheren Vorläufern kommen den komplizierteren Modellen zugute.
Der Zeitgewinn beim Austesten der Programme ist in der Regel grös-
ser als der Zeitaufwand für erneutes Programmieren.

7. HINFÜHRUNG ZUM LÖSEN VON WARTESCHLANGENPROBLEMEN

In den vorausgehenden Kapiteln haben wir Fragen der Warteschlangentheorie angegangen und zu Einzelproblemen, wo möglich, Lösungswege
angeboten, die auch von Lesern beschritten werden können, die
keine Ausbildung in Statistik und Mathematik erfahren haben. Dieses
Kapitel ergänzt die bisherigen Ausführungen, indem es einen syste-
matischen Lösungsweg für Warteschlangenprobleme anbietet. Es wird
den Leser dabei nicht überraschen, daß auch die Hinzuziehung eines
Experten eine Lösungsmöglichkeit darstellt. Denn, wie eingangs beschrieben, wendet sich dieses Buch an Personen, die den Alltag im
Gesundheitswesen meistern müssen, und nicht an Meister der Warteschlangentheorie.

Der angegebene systematische Lösungsweg erfolgt in drei bzw. vier
größeren Schritten.

Schritt 1: Problemformulierung
Schritt 2: Phänomenologische Analyse des Wartesystems
Schritt 3: Lokaler Lösungsversuch
Schritt 4: Erweiterter Lösungsversuch

Auf diese vier Schritte soll im nachfolgenden noch näher eingegangen werden.

7.1 PROBLEMFORMULIERUNG

Ausgangspunkt ist eine wiederkehrende Störung, die z.B. zu Unausgewogenheiten im Arbeitsablauf oder zu Beschwerden durch Kunden
führt. Eine Störung des Betriebsablaufes kann unter verschiedenen
Gesichtspunkten betrachtet werden, von denen einige in der nachfolgenden Tabelle 7.1 aufgeführt sind. Die Problemformulierung
dient dazu, die Störung qualitativ und quantitativ zu erfassen.

<u>Tabelle 7.1:</u> Liste von Typischen Mängeln im Betriebsablauf

Warteschlangen	☐
große Pausen (z.B. beim Fahrdienst)	☐
hohe Auslastungen (z.B. beim OP-Personal)	☒
geringe Auslastungen (z.B. beim Labor)	☐
lange Bedienzeiten (z.B. bei der Aufnahme)	☐
Abwanderung von Kunden (z.B. wegen zu großen Wartezeiten)	☐
Verlust von Waren (z.B. Medikamente)	☐
Verderben von Waren (z.B. Nahrungsmittel)	☒
Terminüberschreitungen	☐
Mahnungen	☒
Beschwerden	☐
Wechsel von Stoßbetrieb mit Leerzeiten	☐
Mangel an ...	☐

Mit einer Störung wird meistens mehr als ein Begriff aus dieser
Liste angesprochen. Mit den angekreuzten Begriffen können wir
jetzt schon das Problem <u>qualitativ</u> umschreiben. Nicht immer bedeutet ein angekreuzter Begriff auch schon einen Mißstand, dem
abgeholfen werden muß. So kann eine geringe Auslastung erforderlich sein, um eine hohe Bereitschaft zu besitzen (Notdienst).

Zur **quantitativen** Beschreibung des Problems genügt es meistens,
die Auswirkung einer Störung in Geldeinheiten auszudrücken. Hier
einige Beispiele:

Störungsverlust = (Anzahl der Wartenden) x (mittlere Wartezeit) x
(Stundenlohn eines Handwerkers)

oder:

Störungsverlust = (Pausezeiten) x (Anzahl der Bedienungen) x
(Stundenlohn der Bedienung)

oder:

Störungsverlust = (Anzahl der Waren, die verlorengehen pro Zeiteinheit) x
(Preis der Ware)

oder:

Störungsverlust = (Leere Betten) x (Tagessatz)

Selbstverständlich läßt sich diese Liste noch erweitern. Sie soll
nur zeigen, daß zum Zeitpunkt der Problemformulierung es zunächst
genügt, mit einfachen Ausdrücken die Störung quantitativ zu erfassen. Dies reicht in der Regel aus, um ein qualifiziertes Gespräch
mit Verantwortlichen und Spezialisten zu beginnen oder einen be-
gründeten Antrag auf Beseitigung der Störung zu stellen.

7.2 PHÄNOMENOLOGISCHE ANALYSE

Die phänomenologische Analyse betrachtet das Wartesystem in seinen
inneren Abfolgen und Verknüpfungen von Ankünften und Abfertigungen
von Kunden. Wir beginnen unsere phänomenologische Analyse, indem wir
zunächst die Grenzen unseres Systems ziehen. Die Grenze wird so gelegt, daß wir sicher sein dürfen, daß die Ursachen der Störung
innerhalb der Grenzen liegen. Anschließend definieren wir unsere
Eingänge und Ausgänge des Systems. Durch die Ein- und Ausgänge
fließen Ströme von Kunden, Waren und Informationen. Innerhalb des
Systems werden diese Ströme an einzelnen Bedienstellen verzweigt
und miteinander verknüpft. In Kapitel 2. wurden Beispiele von einfachen Wartesystemen gezeigt. Aus ihnen lassen sich auch kompli-
ziertere Wartesysteme zusammenbauen. Für weitere Erklärungen wählen
wir das in Bild 7.1 gezeigte Beispiel.

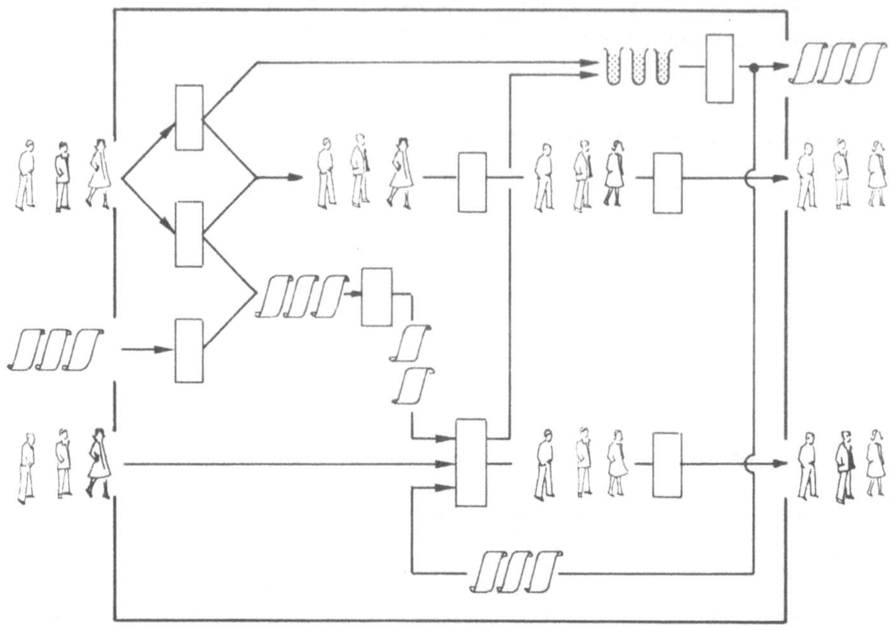

Bild 7.1: Beispiel eines Wartesystems

In dieses Wartesystem treten zwei Arten von Patienten und eine Art von Information ein. Innerhalb des Wartesystems erkennen wir parallel und hintereinander geschaltete Bedienstellen sowie eine Rückkoppelung.

Um das Malen von Männchen, Blättern und anderer Symbole zu umgehen, wollen wir die verschiedenen Ströme durchnumerieren. Unterschiedliche Zahlen stehen für unterschiedliche Kunden (Patienten, Schriftstück 1, 2, .. usw.).

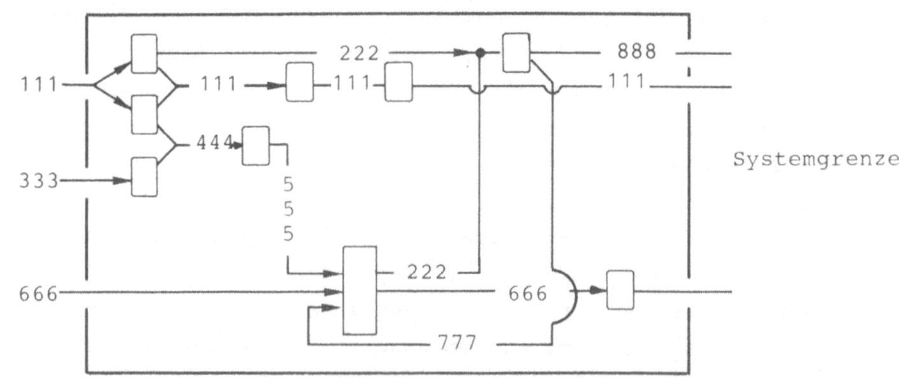

Bild 7.2: Schematische Darstellung des Wartesystems
aus Bild 7.1

Dieses Wartesystem läßt sich noch weiter vereinfachen. Zunächst
wissen wir, daß die austretenden Ströme keinen Einfluß auf das
Wartesystem mehr haben, und daher aus der Skizze weggelassen werden
können. Desweiteren dürfen wir ohne das System in seiner Wirkungs-
weise zu verfälschen, die parallel und hintereinander geschalteten
einfachen Wartesysteme durch je ein Wartesystem ersetzen.

Wir erhalten dann folgendes weiter vereinfachte Bild desselben
Wartesystems.

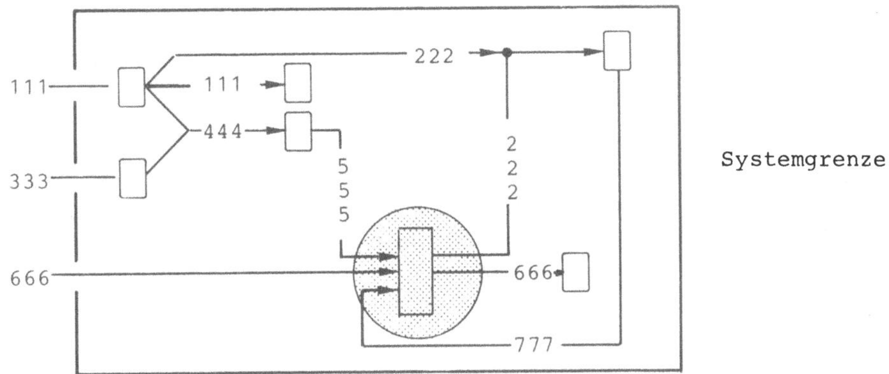

Bild 7.3: Vereinfachte Darstellung von Bild 7.2

Nachdem wir auf diese Weise die Struktur unseres Wartesystems dargestellt haben, tragen wir unsere Störung in das Wartesystemschema
ein. In Bild 7.3 trete die Störung im schraffierten Bereich auf.
Das lokale Wartesystem an dieser Störstelle besteht demnach aus
3 einfachen Wartesystemen, die über eine Bedienstelle miteinander
gekoppelt sind.

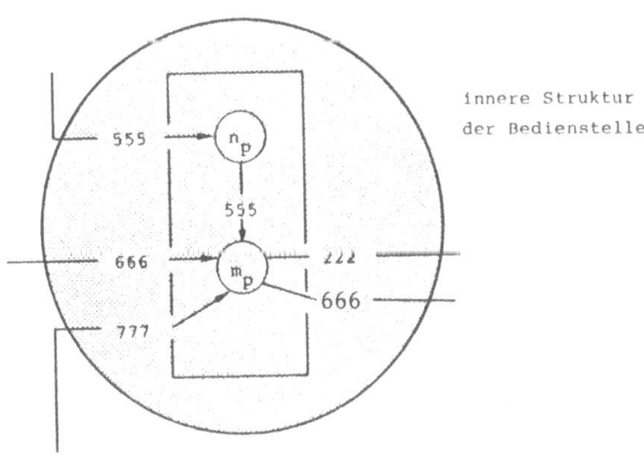

Bild 7.4: Ausschnitt aus Bild 7.3

Es lohnt sich daher, das "lokale Wartesystem" genauer zu erfassen. Es kann dabei ein Bild entstehen, wie es in Bild 7.4 festgehalten ist. Das Bild zeigt die drei ankommenden Kundenströme. Die Bedienstelle ist aufgespaltet in zwei Arbeitsplätze mit unterschiedlicher Anzahl von parallel geschalteten, gleichartigen Bedienstellen. Die Untersuchung dieser "lokalen Störstelle" kann unter Umständen wieder die Erstellung eines Wartesystemschemas ähnlich Bild 7.2 erforderlich machen, d.h. wir treten gleichsam auf einer Wendeltreppe tiefer in die Zusammenhänge des lokalen Wartesystems ein.

Der Leser wird, sofern er eigene Probleme zu lösen beginnt, die befriedigende Erfahrung machen, daß ihn die phänomenologische Analyse häufig bereits eine gute Lösung erkennen läßt und er keine weitere Hilfe benötigt. Wir wollen aber weiterschreiten und uns entsprechend dem Lösungsschema dem lokalen Lösungsversuch zuwenden.

7.3 <u>LOKALER LÖSUNGSVERSUCH</u>

Die Lösungssuche des Warteschlangenproblems beginnt vernünftigerweise an der Störstelle. Wir wollen diesen Ansatz als "lokalen Lösungsversuch" bezeichnen. Erst, wenn feststeht, daß ein "lokaler Lösungsversuch" ausscheidet, wollen wir das gesamte Wartesystem betrachten und diesen Ansatz mit "erweiterter Lösungsversuch" bezeichnen.

Bild 7.5 zeigt das schrittweise Vorgehen beim lokalen Lösungsversuch eines Warteschlangenproblems.

Eine Folge von einfachen Fragen, zu deren Beantwortung die Kenntnis der vorausgehenden Kapitel ausreicht, zeigen dem Leser, mit welcher Art von Warteschlangenproblem er sich möglicherweise herumschlägt. Gleichzeitig erfährt er, welche Fragestellungen nur mit speziellen Kenntnissen gelöst werden können und daher besser einem Experten vorgelegt werden sollten. Die weiteren Ausgänge des Flußdiagramms verweisen den Leser auf die jeweiligen Kapitel dieses Buches, worin die betreffende Fragestellung meist in Form eines Beispiels behandelt wurde.

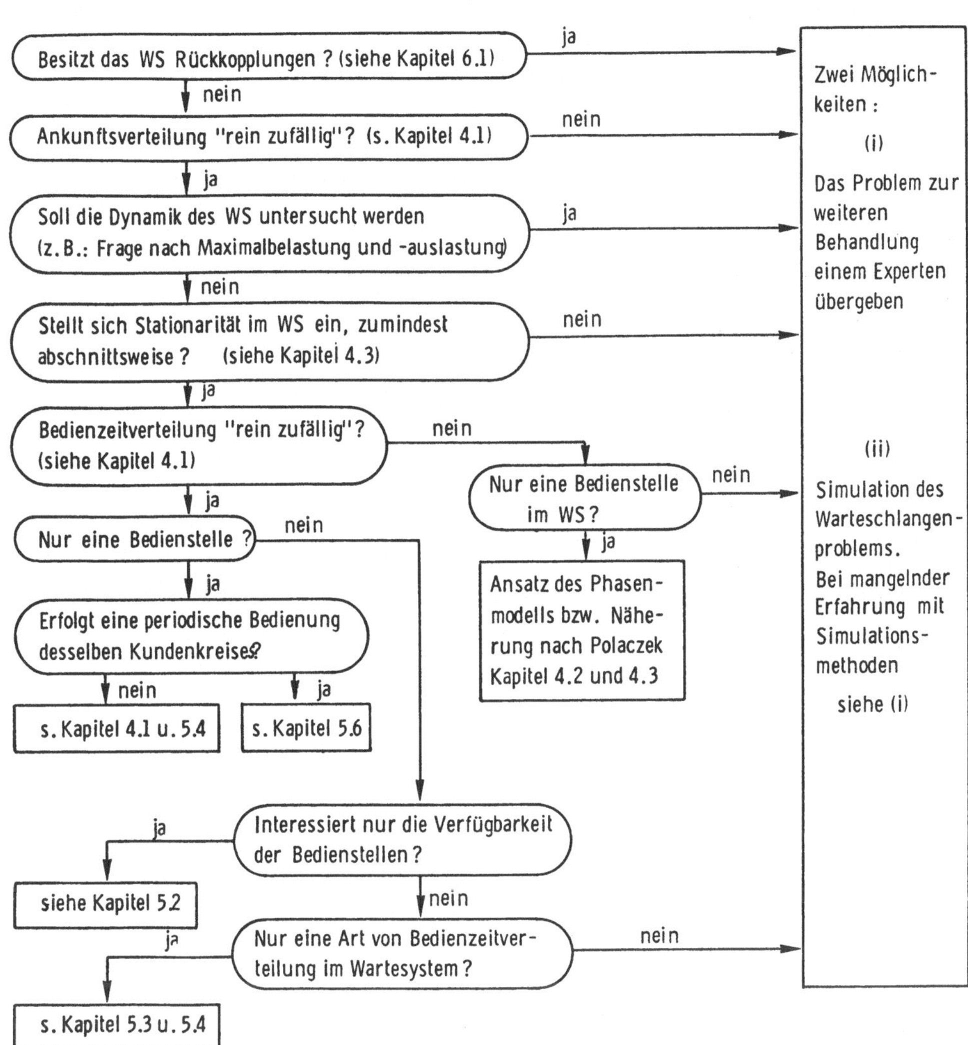

Bild 7.5: Vorgehen bei der Analyse des lokalen
Warteschlangenproblems

Nach der Analyse des lokalen Wartesystems kann es sein, daß durch eigene Anstrengungen oder durch Hinzuziehen eines Experten ein quantitativer Lösungsvorschlag entstanden ist. Grundsätzlich liegt die Lösung eines Warteschlangenproblems entweder in der Beschränkung der Ankünfte oder in der Beschleunigung der Bedienung oder in der Verstärkung der Bedienstellen. Die räumlichen und personellen Gegebenheiten, die Zielsetzung des Betriebes und andere Faktoren legen schließlich fest, zu welchem Lösungsansatz man greift. Die häufigsten Lösungsansätze für ein Organisationsproblem sind dabei Automatisieren, Rationalisieren, Reorganisieren und Neugestalten der Arbeitsplätze. Die quantitative Festlegung der Einzelmaßnahme ist dann die Lösung unseres Problems.

Lösungen, die größere Investitionsmittel verlangen, benötigen in der Regel auch eine besondere Überprüfung. In diesem Fall ist es empfehlenswert, einen anerkannten Sachverstand mit hinzuzuziehen. Die Ersterprobung des Lösungsvorschlages schließlich entscheidet über die Brauchbarkeit einer Lösung und deren endgültigen Übernahme in den Betriebsablauf.

7.4 ERWEITERTER LÖSUNGSVERSUCH

Brachte die "lokale" Untersuchung keine Lösung oder bewirkt die ins Auge gefaßte Lösung Veränderungen außerhalb der lokalen Systemgrenzen, so ist eine Einbeziehung des Restsystems in die Lösungssuche und Maßnahmenfestlegung erforderlich. Dieser "erweiterte Lösungsversuch" sucht im Restsystem nach Unterstützungsmöglichkeiten für das "lokale System". Für den Fall, daß das Restsystem keine einfache Wartesystemstruktur besitzt oder, daß eine Lösung mit beträchtlichem Aufwand an Zeit, Personal, Geld verbunden ist, wird wiederum die Hinzuziehung eines Experten empfohlen. In Bild 7.6 ist das schematische Vorgehen für den lokalen und erweiterten Lösungsversuch noch einmal zusammengestellt. Die schraffierten Kästchen wurden als die vier wichtigsten Lösungsschritte in diesem Kapitel näher erläutert.

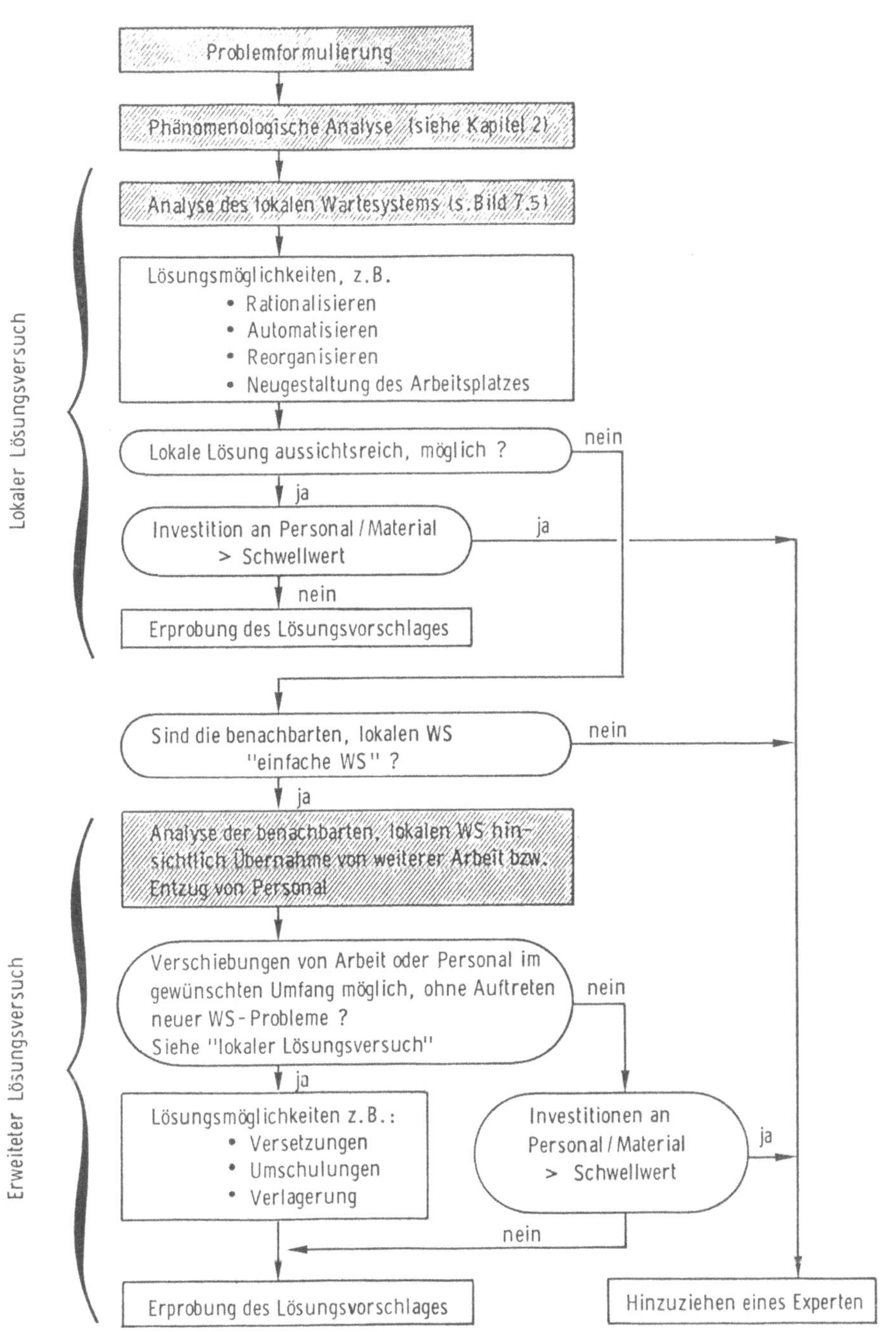

Bild 7.6: Schematisches Vorgehen beim Lösen des Warteschlangenproblems

WEITERFÜHRENDE LITERATUR

[1]   BAILEY, N.T.J.
        Queueing for Medical Care
        J.roy.statist.Soc., Ser. C 3, 1954, 80-87

[2]   BANDINI, B.
        Kriterien für die Auswahl diskreter Simulationssprachen
        - Vergleichende Darstellung eines Simulationsmodells aus
        dem medizinischen Bereich, Band I und II
        Basel, Appolonia-Verlag, 1975

[3]   Beiträge zur Datenverarbeitung und Unternehmensforschung
        Band 22
        Konstruktion und Analyse von Simulationsmodellen
        Meisenheim, Hain, 1979

[4]   CONWAY, R.W., MAXWELL, W.E., MILLER, C.W.
        Theory of Scheduling
        Asading, Mass., Addison-Wesley, 1973

[5]   COX, D.R., SMITH, W.L.
        Queus
        London, Methuen&Co.Ltd./New York, John Wiley & Sons Inc.,
        1965

[6]   IMMICH, H.
        Medizinische Statistik - Eine Einführungsvorlesung
        Stuttgart - New York, Schattauer Verlag, 1974

[7]   KLEINROCK, L.
        Queuing systems, Vol. I: Theory
        New York, John Wiley & Sons, 1975

[8]   KÖCHER, D.
        Einführung in die Simulationstechnik
        Berlin, Beuth-Verlag, 1972

[9]   RUIS-PALA/AVILA-BELOSSO
        Wartezeit und Warteschlange
        Meisenheim, Hain, 1967

[10]   SCHASSBERGER, R.
        Warteschlangen
        New York, Reinko, 1973

[11]   SEELOS, H.J.
        Patientenablaufsteuerung, ein Weg zu kürzeren Wartezeiten
        Haag und Herchen, 1978

<u>A N H A N G</u>

<u>Einleitung</u>   *)

Statistik als angewandte Wahrscheinlichkeitsrechnung ist überall dort
erforderlich, wo Resultate von Handlungsabläufen zu beurteilen sind,
die zwar gewissen Grundgesetzen gehorchen, daneben aber auch noch durch
unbekannte Faktoren, durch den "Zufall", modifiziert werden.

<u>1. Einleitende Definitionen</u>   **)

Zufallsbeeinflußte Experimente lassen sich gedanklich mit einer
Urnenoperation vergleichen, wie sie zum Beispiel eine Lotterie-
ziehung darstellt: Eine Urne sei mit Kugeln gefüllt, die durch
die Zahlen 0, 1, 2, ..., 9 gekennzeichnet sind. Vor Beginn der
Ziehungen wird der Urneninhalt gut durchgemischt. Der Spieler,
der die Kugeln der Urne entnimmt, soll auf die Auswahl keinen
Einfluß ausüben können.

Auf Grund dieses Schemas bezeichnen wir

- das Durchmischen des Urneninhaltes als Verzufälligen
  (randomisation) des experimentellen Ausgangsmterials   (A1)

- die die Kugeln kennzeichnenden Zahlen 0, 1, 2, ..., 9
  als Merkmale   (A2)

- die Gesamtheit aller Kugeln in der Urne als Grundgesamtheit (population)   (A3)

- einen Zug als Versuch   (A4)

- N Versuche als zufälliges Stichprobensammeln
  (random sampling)   (A5)

*) Dieser Anhang ersetzt keine Einführung in Wahrscheinlichkeitsrechnung und Sta-
   tistik. Er dient lediglich dazu, dem Leser der vorausgehenden Kapitel ein Mit-
   führen eines zweiten Lehrbuches vorläufig zu ersparen. Der Anhang ist dem Buch
   "Wissenschaftliche Tabellen" 7. Auflage der Reihe "Dokumenta Geigy" entnommen.

**) Der Mathematiker wird verstehen, wenn wir eine Darstellung wählen, die dem Nicht-
    mathematiker intuitiv leichter verständlich ist als eine streng mathematische.

- das Ergebnis eines Versuches, wenn zum Beispiel die
  Zahl 5 gezogen wird, als zufälliges Ereignis 5   (A6)

- das Ergebnis von N Versuchen als zufällige Stichprobe
  (random sample) des Umfanges N, kurz als Stichprobe N   (A7)

- die Reihenfolge der Ereignisse als zufällige Folge
  [in unserem Beispiel sind dies zufällig angeordnete
  Zahlen oder Zufallszahlen (random numbers)]   (A8)

- die relative Häufigkeit der Merkmale in der Bevölke-
  rung als die Wahrscheinlichkeit dieser Merkmale, gezogen zu werden   (A9)

- die relative Häufigkeit der Merkmale in der Stichprobe als Schätzung der Wahrscheinlichkeit dieser
  Merkmale   (A10)

- die Verteilung der Wahrscheinlichkeiten auf die verschiedenen Merkmale als Wahrscheinlichkeitsverteilung
  kurz als Verteilung.   (A11)

Auf einzelne dieser Begriffe wird später noch näher eingegangen
werden.

2. Grundgesamtheit und Stichprobe

Eine Grundgesamtheit ist endlich oder unendlich, wenn
die Versuche (Ziehungen) endlich oder unendlich viele
Male wiederholt werden können.   (A12)

Eine endliche Grundgesamtheit, das heißt eine Urne mit
einer endlichen Anzahl Kugeln, läßt sich durch einen
Kunstgriff in eine unendliche verwandeln: Man legt die
Kugel nach jedem Zuge wieder in die Urne zurück. Eine
solche Urnenoperation nennt man Stichprobensammeln mit
Zurücklegen (sampling with replacement).   (A13)

Einer unendlichen Grundgesamtheit lassen sich unendlich viele Stichproben entnehmen, die zum Beispiel alle den gleichen Umfang N haben. Die Gesamtheit aller dieser Stichproben nennen wir Grundgesamtheit aller Stichproben des Umfanges N, und ihre Wahrscheinlichkeitsverteilung Stichprobenverteilung N. (A14)

Eine unendliche Stichprobengrundgesamtheit läßt sich auch bei Stichproben aus einer endlichen Grundgesamtheit ähnlich wie in (A13) erzeugen: Man legt die erste Stichprobe gesamthaft wieder in die Urne zurück, zieht eine zweite Stichprobe des gleichen Umfanges, legt auch diese wieder zurück usw. Alle Stichprobengrundgesamtheiten können deshalb als unendlich angesehen werden: eines der grundlegenden Konzepte der mathematischen Statistik. (A15)

Maßzahlen, wie Mittelwert und Streuung, die sich auf die Grundgesamtheit beziehen, bezeichnet man als Parameter, ihr Gegenstück in der Stichprobe als Statistiken (statistics). (A16)

3. Merkmal und Ereignis

Merkmale sind gestapelte (mögliche) Ereignisse in der Urne, Ereignisse gezogene Merkmale außerhalb der Urne. Wo keine Verwechslungsgefahr besteht, verwenden wir deshalb das Wort "Ereignis" auch für "Merkmal". So sprechen wir zum Beispiel von der Grundgesamtheit der Ereignisse rot und schwarz" usw. (A17)

Ist A ein Ereignis, so nennt man das Nichteintreffen von A sein komplementäres Ereignis, von uns geschrieben "Nicht-A". Beispiele: Erfolg oder Mißerfolg, lebend oder tot, 6 oder Nicht-6 beim Würfeln usw. (A18)

Das Komplementärereignis Nicht-A ist vielfach ein Ereignis B. Anstatt eines Knaben kann ein Mädchen geboren
werden. Solche Ereignisse nennt man einander ausschlies-
sende Ereignisse, geschrieben "A oder B" oder auch
"A, B". "A oder Nicht-A" in (A18) sind somit per defini-
tionem einander ausschließende Ereignisse.

(A19)

Gleichzeitig eintreffende Ereignisse lassen sich wie
aufeinanderfolgende Ereignisse behandeln. Treffen die
Ereignisse A, B, C, ... gleichzeitig oder nacheinander
ein, so schreiben wir: "A und B und C ..." oder auch
"ABC...".

(A20)

Gleichzeitige oder aufeinanderfolgende Ereignisse können zusammen ein Ereignis bilden. Wirft man zum Beispiel mit zwei Würfeln gleichzeitig oder mit einem
Würfel nacheinander zwei Sechser, so ist die Summe 12
ein zusammengesetztes Ereignis.

(A21)

Trifft ein Ereignis A unter der Bedingung ein, daß das
Ereignis B eingetroffen ist [oder gleichzeitig mit ein-
trifft], so nennt man A ein bedingtes Ereignis, geschrieben "A/B", gelesen Ereignis "A unter der Bedingung B".
B kann mehrere Bedingungen enthalten.

(A22)

Qualitative Merkmale können durch Zahlen gekennzeichnet werden, wie zum Beispiel 1 für Erfolg, 0 für Mißerfolg.

(A23)

Durchläuft x (in einem endlichen Intervall) nur endlich
viele Zahlen, so spricht man von einer diskreten Zufallsveränderlichen oder -variablen. x ändert sich in
diesem Fall sprunghaft. Beispiele: 0, 1, 2, 3, ...
Erfolge: 25, 26, 27, ... Atemzüge usw.

(A24)

Durchläuft x in einem Intervall alle unendlich vielen
Zahlen dieses Intervalls, so spricht man von einer stetigen Zufallsveränderlichen oder -variablen. x ändert
sich in diesem Falle kontinuierlich. Beispiele stetiger
Zufallsvariablen sind Länge, Fläche, Volumen, Gewicht,
Temperatur, Zeit, Konzentrationen usw., das heißt Variab-
len, die gemessen werden können.

(A25)

4. Häufigkeit, Wahrscheinlichkeit

In einer Gruppe von N Individuen seien x weiblichen
und N - x männlichen Geschlechtes. x und N - x sind
die absoluten, x/N und (N - x)/N die relativen Häufigkeiten der Frauen und Männer dieser Gruppe. Wenn
wir im folgenden von Häufigkeiten sprechen, so sind
damit immer die relativen Häufigkeiten gemeint.
$\qquad$ (A26)

In (A9) definierten wir die Wahrscheinlichkeit als relative Häufigkeit eines Merkmals oder Ereignisses in der Grundgesamtheit.

Jede Wahrscheinlichkeit ist also eine Zahl zwischen
Null und Eins.
$\qquad$ (A27)

5. Diskrete Wahrscheinlichkeitsverteilung

Gegeben sei die unendliche Grundgesamtheit mit den Ereignissen
$x = 0, 1, 2, \ldots, 10$ und den Wahrscheinlichkeiten W_x.

x	$W_x = f(x)$	$\sum_{k=0}^{k=x} W_k = F_{(x)}$
0	0,0010	$0,0010 = W_0$
1	0,0098	$0,0108 = W_0 + W_1$
2	0,0439	$0,0547 = W_0 + W_1 + W_2$
3	0,1172	$0,1719 = W_0 + W_1 + W_2 + W_3$
4	0,2051	0,3770 usw.
5	0,2460	0,6230
6	0,2051	0,8281
7	0,1172	0,9453
8	0,0439	0,9892
9	0,0098	0,9990
10	0,0010	1,0000

In Kolonne W_x = f(x) sind die Wahrscheinlichkeiten für die Ereignisse x = 0, x = 1, x = 2 usw. notiert:

Dies ist nach (A11) die Wahrscheinlichkeitsverteilung für
die Ereignisse x = 0, x = 1, x = 2 usw., symbolisiert mit   (A28)
f (x).

In der dritten Kolonne sind die Wahrscheinlichkeiten W_x
fortlaufend summiert, das heißt, es sind die Wahrscheinlichkeiten für x = 0, x = 0 oder 1, x = 0 oder 1 oder 2   (A29)
usw. Dies ist die kumulierte Wahrscheinlichkeitsverteilung von x, symbolisiert mit F(x).

Graphisch dargestellt ergibt sich folgendes Bild:

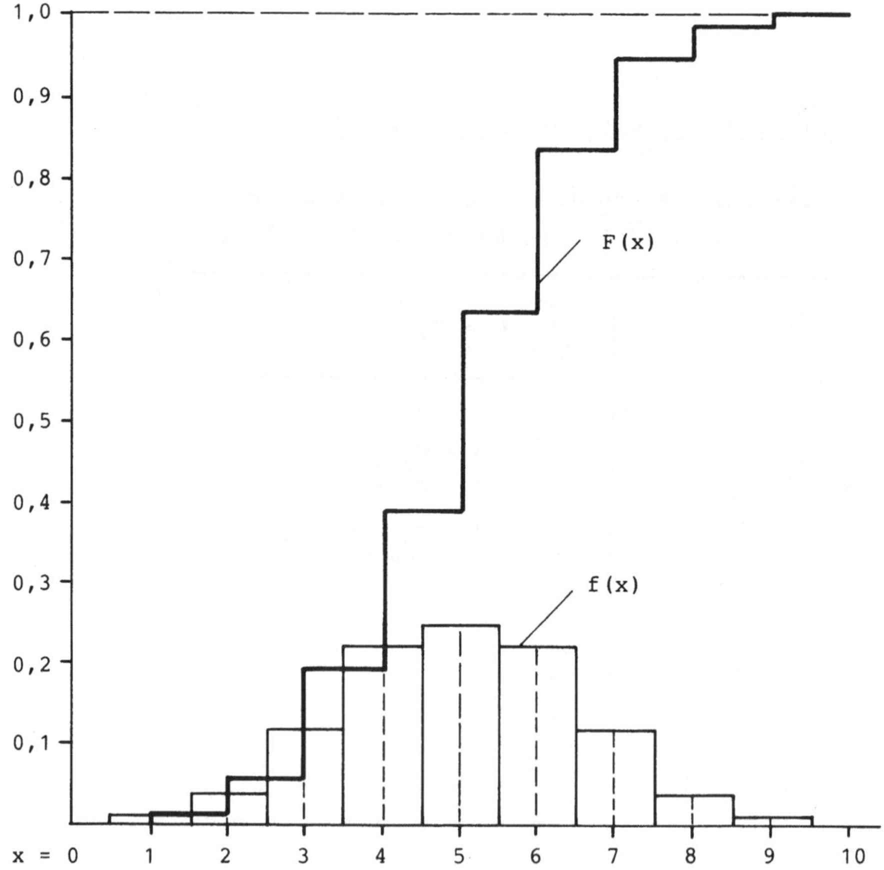

<u>Abb. A 1:</u> Auf der Abszisse ist x, auf der Ordinate sind die
Wahrscheinlichkeiten f(x) und F(x) abgetragen.

Da x eine diskrete Veränderliche ist, sind die Verteilungen f(x)
und F(x) treppenförmige Linienzüge:

Eine diskrete Zufallsvariable hat auch eine diskrete
Wahrscheinlichkeitsverteilung. $\left.\right\}$ (A30)

Die Wahrscheinlichkeiten sind von x abhängig, das heißt,
jedem x-Wert ist eine bestimmte Wahrscheinlichkeit zuge-
ordnet: f(x) und F(x) sind Funktionen von x und werden $\left.\right\}$ (A31)
aus diesem Grunde mit f und F symbolisiert.

5. <u>Stetige Wahrscheinlichkeitsverteilung</u>

Ein Vergleich zwischen den Abbildungen A1 und A2 zeigt die Ähnlich-
keit zwischen diskreten und stetigen Verteilungen. Wenn man die zu
Beginn des letzten Abschnittes gegebene Verteilung für zunehmende
Zahl an Stützstellen ausrechnet, werden die Treppenstufen von f(x)
und F(x) immer feiner, und schließlich entsteht bei sehr nahe bei-
einander liegenden Stützstellen eine kontinuierliche Kurve wie in
Abbildung A2.

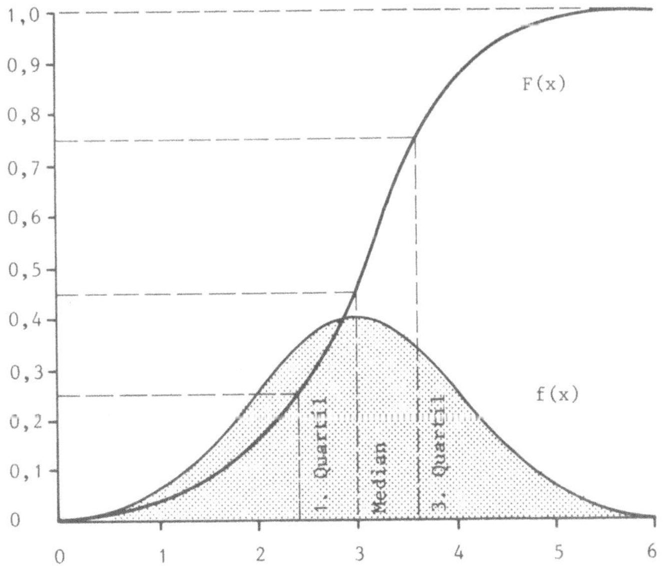

<u>Abb. A 2:</u> Auf der Abszisse ist x, auf der Ordinate sind die Wahr-
scheinlichkeitsdichte f(x) und die Wahrscheinlichkeit F(x)
abgetragen.

Es gilt nun:

$$F(x) = \int_{-\infty}^{x} f(x)\,dx \quad \text{und} \quad f(x) = \frac{dF(x)}{dx} \quad \text{(sofern die Ab-}$$

leitung existiert), das heißt, F(x) entspricht dem

Inhalt der Fläche zwischen der Abszisse und der

Kurve f(x) von $-\infty$ bis x:

$\left.\begin{array}{c}\\[6ex]\end{array}\right\}$ (A32)

F(x) heißt Verteilungsfunktion

f(x) heißt Dichtefunktion

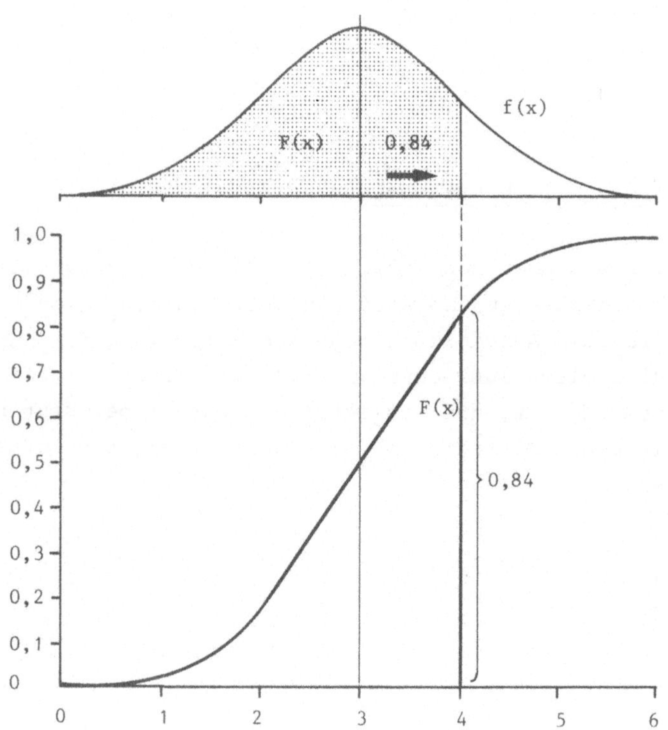

Abbildung A 3:   Dichtefunktion f(x) und
Verteilungsfunktion F(x)

Der gesamte Flächeninhalt zwischen der Abszisse und
der Kurve f(x) von $-\infty$ bis ∞ beträgt 1:

$F(\infty) = 1;\ F(-\infty) = 0$

$\left.\begin{array}{c}\\[4ex]\end{array}\right\}$ (A33)